太原科技大学博士科研启动基金（W20212009）

山西省优秀来晋博士科研资助（W20222012）

疫苗市场均衡分析及干预机制研究

——基于参与者行为视角

郭飞宇◎著

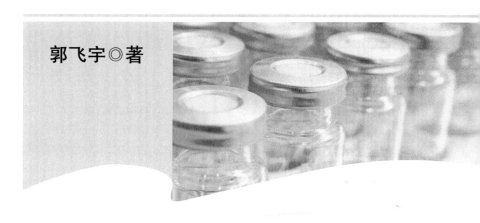

YIMIAO SHICHANG JUNHENG FENXI JI
GANYU JIZHI YANJIU
-JIYU CANYUZHE XINGWEI SHIJIAO

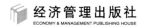

经济管理出版社

ECONOMY & MANAGEMENT PUBLISHING HOUSE

图书在版编目（CIP）数据

疫苗市场均衡分析及干预机制研究：基于参与者行为视角/郭飞宇著 . —北京：经济管理出版社，2023.4

ISBN 978-7-5096-9000-0

Ⅰ.①疫… Ⅱ.①郭… Ⅲ.①疫苗—预防接种—干预—研究—中国 Ⅳ.①R186

中国国家版本馆 CIP 数据核字（2023）第 080145 号

组稿编辑：张　艺
责任编辑：谢　妙
责任印制：许　艳
责任校对：陈　颖

出版发行：经济管理出版社
　　　　　（北京市海淀区北蜂窝 8 号中雅大厦 A 座 11 层　100038）
网　　址：www.E-mp.com.cn
电　　话：（010）51915602
印　　刷：北京虎彩文化传播有限公司
经　　销：新华书店
开　　本：720mm×1000mm/16
印　　张：11.75
字　　数：165 千字
版　　次：2023 年 5 月第 1 版　2023 年 5 月第 1 次印刷
书　　号：ISBN 978-7-5096-9000-0
定　　价：68.00 元

前　言

2020 年，新冠肺炎疫情全球肆虐，严重威胁着人类公共卫生安全。接种疫苗并提高其覆盖率是有效缓解这一威胁、实现人类健康可持续发展的一项重要举措。然而，历史经验表明：疫苗市场在供给和需求两端分别存在疫苗短缺和接种犹豫等问题，这降低了疫苗覆盖率并可能发生疫情反弹。因此，如何深入分析这些问题并剖析其形成机理，就成为学者们亟须解决的重要研究议题。部分学者基于同质化经济理性人的假设展开了初步探讨，但是，尚未细致讨论参与者的异质性及其有限理性（或认知）行为，这将导致现实中疫情扩散趋势研判、疫苗供需均衡分析、防控机制合理设置等诸多方面缺乏全面性、系统性的理论指导，由此产生的潜在隐患不利于推动公共卫生事业的长远发展，也不利于维护我国人民群众的健康安全。

本书考虑参与者异质化的信息因素（如疫苗产出和疫苗有效性的不确定性）和认知因素（如参考依赖偏好、社会化学习行为），首先立足于供需两端，构建可定量分析疫苗短缺现象的静态博弈模型；其次聚焦于需求端，构建可准确刻画疫苗犹豫现象的两种动态博弈模型。基于上述三个博弈模型，本书试图从参与者的决策规律以及互动机理来探索"供给短缺与接种犹豫现象影响疫苗覆盖率"的诱因机制和演变逻辑，并将其纳入市场均衡分析和政府公共管理框架之中，以期为政府优化干预机制与增加疫苗覆盖率提供新思路。模型构建及其相关分析具体展开如下：

第一，本书立足于供需两端，考虑疫苗产出不确定性及其衍生的参考依赖偏好，构建个体（或消费者）—制造商—政府的三阶段静态博弈模型，分析制造商参考依赖偏好、疫苗市场均衡（如疫苗短缺现象）以及政府干预机制之间的逻辑关系。研究发现，参考依赖偏好不仅引起疫苗供给短缺，更对单边或双边行为干预机制产生不同影响。其中，这一偏好的积极影响表现为在实现社会福利最大化的过程中，需求端的单边行为干预机制可以减少政府干预，同时，特殊的双边行为干预机制可以实现财政预算中性。除此之外，参考依赖偏好产生的消极影响表现在供给端的单边行为干预机制无法实现社会福利最大化目标；一般的双边行为机制在实现社会福利最大化的目标中，会出现干预结构复杂、干预程度不足或过度的问题。

第二，本书聚焦于需求端，考虑影响疫苗有效不确定性的两种信息因素：多元信息（即矛盾信息以及他人决策信息）和单一信息（即他人评论）。将这两种信息引起的异质化参与者行为纳入决策之中，多视角刻画符合接种犹豫现象的动态博弈模型。一方面，考虑多元信息及其引起的参考点视角，构建消费者—政府两期动态博弈模型，剖析矛盾信息与参考点建立之间、他人决策信息与参考点更新之间的关联，揭示这两种关联对疫苗市场两期均衡结果以及政府信息引导的影响机理。研究发现，第一期的多元信息建立了两个参考点并产生矛盾信息，导致人群接种犹豫而不是立刻接种疫苗。随着他人决策信息在第二期披露，参考点得以更新并产生相应的心理效用，这有助于犹豫人群做出是否接种的最终决策。在此基础之上，政府制定消除矛盾信息的信息引导机制可以实现"一石二鸟"的效果：其一，直接减少了第一期犹豫决策的人数，并等量地增加接种疫苗的人数；其二，间接增强了犹豫群体在第二期接种疫苗的心理效用，从而提高疫苗接种率。

另一方面，考虑单一信息及其引起的社会化学习行为，构建涵盖消费者—制造商—政府的两期动态博弈模型，探讨消费者社会化学习行为引起的信息激励，以及政府补贴机制形成的经济激励之间的相关性，分析这一相关性对两期疫苗覆盖率的作用机制。研究发现：首先，社会化学习引起消费者在两期内对疫苗有效性存在不同的感知程度，这将以信息激励的方式催生疫苗犹豫等策略性行为。其次，政府用于缓减以上策略性行为的补贴机制，在提高疫苗覆盖水平方面具有不同的效率，即面向制造商的成本补贴机制由于未能产生提前接种的经济激励，降低了其效率；而面向消费者的销售补贴机制则通过补贴时间（即承诺型或响应型）和预算约束的调整形成经济激励，显著地提升了其效率。最后，作为供给端干预的成本补贴和需求端干预的承诺型销售补贴还具有以下特征，即成本补贴和承诺型第二期销售补贴在最优补贴程度以及最大化疫苗覆盖水平这两方面是等价的，但二者在提高疫苗覆盖率方面都次优于承诺型第一期销售补贴。

目 录

第一章　绪论

第一节　选题背景

人民健康是民族昌盛和国家富强的重要标志之一。党的十九大报告明确提出"实施健康中国战略"，要完善国民健康政策，为人民群众提供全方位全周期的健康服务。2020 年，新冠肺炎疫情肆虐全球，严重威胁着人类公共卫生安全。中国以及世界各国先后采取社会隔离措施（吴艳鹏，2020），短期内切断传染性病毒在国家、城市以及社区之间的传播途径，阻止其大范围蔓延，取得了立竿见影的效果。与此同时，长时间、大范围、强制性的社会隔离也存在一系列负面影响，如债务增加和收入减少（Georgieva，2020）、失业骤增（Nations，2020a）、心理恐惧（Nations，2020b）等。目前，世界各国正加快疫苗研发过程（Economist，2020），积极构建以疫苗接种和提高其覆盖率为主的"精准型"医疗防控体系，有望直接缓减物理防控产生的经济社会问题。

然而，提高疫苗覆盖率至特定水平的过程中极易受到诸多因素的影响，如传染病风险感知程度（Larson et al.，2011）、疫苗供给水平（Chick et al.，2008）、接种外部性（Brito et al.，1991；Yamin and Gavious，2013）、疫苗副作用（Brito et al.，1991）和疫苗（或接种）犹豫（MacDonald，2015）等。倘若以上影响因素得不到妥善的处理和应对，疫苗覆盖率不足则难以阻挡疫情的蔓延和反弹。

因此，准确地鉴定和剖析影响疫苗接种行为的深层次因素是提高其覆盖率的前提和基础。随着新一代信息技术以及心理科学的深入发展（贺京同等，2007），影响参与者决策行为的信息和认识因素出现巨大变动（Chamley，2004；Schweitzer and Cachon，2000）。具体而言：一方面以往"单向"和"静态"的信息获取方式正逐步"交互化"和"动态化"，突出表现在以在线评论（Wang et al.，2019）、他人推荐（Lobel et al.，2017）、评分和排名（Acemoglu et al.，2022）为主的社会化学习行为正成为影响参与者决策的主要信息因素；另一方面随着信息获取方式的变动，以参考依赖和损失规避偏好（Koszegi and Rabin，2006）、参考点建立和更新（Baucells et al.，2011）等认知因素（或心理效用）为主的"有限理性行为"也正颠覆以利润（或自身效用）最大化为主的"经济理性行为"。上述两个方面的变动已经成为疫苗市场中不可逆转的趋势，故将其纳入市场参与主体的决策模型弥补现有文献的不足也是应有之义。

因此，本书从信息和认知两个维度，考虑参与者行为的异质化特征，构建消费者（或个体）—制造商—政府三层静态博弈模型，研究参与者决策行为之间的交互影响，试图理清疫苗市场供求现状的诱因机制和形成机理，破解疫苗覆盖率不足的困境，以期为政府优化干预机制以及完善公共服务措施提供理论支持和借鉴意义。

第二节　研究意义

一、理论意义

传统研究假设完美的市场信息和经济理性的市场参与者。然而，现实中疫苗市场的参与者处于一个摩擦的环境之中，不完美信息及其衍生的有限理性认知或行为是普遍存在的（杨其静等，2020），导致传统决策及其干预机制难以达到理想的运行效率。更为严重的是，当疫苗市场信息具有多源、复杂、交互等特征时，参与者异质化决策行为引起的效率损失则更加明显和突出（Moran et al.，2016）。为此，本书从信息及其衍生的认知因素出发，拓展同质化个体至异质化群体，探索可定量刻画疫苗短缺和接种犹豫现象的数学建模方法，优化消费者和制造商的决策策略以及政府的干预机制、完善参与者行为理论体系、阐释疫苗市场运行的基本规律、提高疫苗市场供求匹配和运行效率，最终为现实中新冠肺炎疫情扩散趋势研判和防控机制合理设置等诸多方面提供扎实的理论基础。具体而言，本书的理论意义涵盖以下三点：

第一，为定量分析疫苗短缺现象，基于疫苗产出不确定信息及其衍生的认知因素出发，构建涵盖个体（或消费者）—制造商—政府的单期静态博弈模型，揭示参考依赖偏好与接种外部性对市场均衡（疫苗最优价格和投入数量）与行为干预机制（单边或双边）的影响机理，丰富效用理论、决策理论、契约理论以及公共管理理论。

第二，为定量表述接种犹豫现象，基于以文化、网络舆论等为主的多元信息因素及其衍生的参考点行为，构建消费者—政府的两期动态博弈模型，揭示参考点建立和更新对疫苗覆盖率的传导机制，丰富了效用理论、跨期决策理论以及政府信息引导理论。

第三，为定量刻画接种犹豫现象，基于以他人评论为主的单一信息因素及其相关的社会化学习行为，构建消费者—制造商—政府的两期动态博弈模型，研究动态补贴机制的绩效和边界，并进一步剖析其两期演变逻辑，完善了理性预期理论、策略性决策理论、收益管理理论和政府经济干预理论。

二、现实意义

大范围接种疫苗并提高其覆盖率是阻断疾病传播与蔓延的有效途径，对公共卫生安全具有重大的意义。但是，这一效果却受到我国现有疫苗市场中各种问题的影响。一方面，人民群众对流行性疾病及其预防措施（即接种疫苗）认知匮乏；另一方面，"问题疫苗"事件减少了疫苗供给，影响部分群众对疫苗安全性和有效性的信心（陈伟等，2016；王长双等，2017）。以上两方面的不良影响降低了疫苗接种意愿并导致疫苗覆盖率不足，对新冠肺炎疫情的中后期防控形成巨大挑战，是保护人民群众生命健康和公共卫生安全亟待解决的现实问题。

　　基于以上理论重要性和现实紧迫性，本书在疫苗市场参与者行为视角下，系统建模并分析现有疫苗市场存在的现象和问题，深入探讨参与者的决策规律和互动机理，优化政府干预机制和完善政府公共管理理论，以期为抗击新冠肺炎疫情取得最终胜利提供绵薄之力。

第三节　研究思路和研究内容

　　本书遵循"提出问题—分析问题—解决问题"的研究思路（见图1-1）。首先，提出"疫苗短缺和接种犹豫现象引起疫苗覆盖率不足"这一问题；其次，从参与者视角、系统建模和均衡分析三个方面，层层递进研究上述问题的诱因机制和传导路径；最后，提出相应的干预机制。其中，分析问题中"如何准确地识别诱因机制和传导路径"是本书核心。

　　根据疫苗市场参与者的决策流程（见图1-2），本书设计以下分析框架：分别在供给端疫苗短缺和需求端接种犹豫的现实背景下，从参与者视角考虑不同类型的信息及其衍生的差异化认知因素，系统构建涵盖多个参与主体的博弈模型，研究个体效用及其决策规律，分析疫苗市场均衡的形成机理和演化规律。其中，信息和认知因素对参与者决策的影响突出表现在两个阶段：第一，在疫苗生产之前，立足于供需两端静态决策，研究产出不确定性信息及其相关的参考依赖偏好对市场均衡的影响机理，以期解释并刻画疫苗短缺现象；第二，在疫苗充足供给之后，聚焦于需求端的两期动态决策，将影响疫苗有效性的信息因素分为多元信息（如矛盾信息、他人决策信息）与单一信息（如他人评论），考虑这两种信息因素产生的差异化认知方式，以期揭示接种犹豫现象的诱因机制和演化路径。

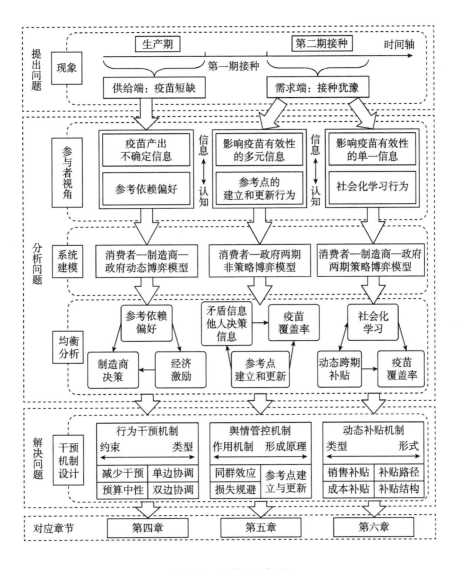

图1-1　本书研究框架

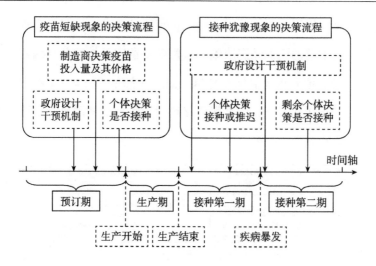

图 1-2   本书决策流程

基于以上研究思路和分析框架，本书主要研究以下三方面内容：

第一，在制造商参考依赖偏好下研究疫苗市场均衡及行为干预机制。参考依赖偏好如何影响制造商决策以及疫苗市场均衡？政府是否可以通过设计含有参考依赖偏好的行为干预机制，实现社会福利最大化？针对以上问题，首先，在产出不确定背景下，通过供过于求和供不应求产生的心理效用刻画参考依赖偏好，建立个体（或消费者）—制造商—政府的分散化决策模型。其次，建立集中化决策模型，并从疫苗投入量和价格两方面评估参考依赖偏好对疫苗市场均衡的影响。最后，从预算中性和减少政府干预的目标出发，分析参考依赖偏好对单边和双边行为干预机制的积极影响；从干预结构和干预程度视角，分析这一偏好产生的消极影响。

第二，在消费者参考点建立和更新行为下研究疫苗市场均衡与信息引导机制。如何通过参考点的建立和更新刻画疫苗犹豫现象？政府应该如何利用参考点理论优化信息引导机制？针对上述两个问题，本书首先立足于影响疫苗有效性的多元化信息因素（如矛盾信息和他人决策信息），构建参考点视角下的消费者—

政府两期动态博弈模型，剖析参考点建立与矛盾信息之间、参考点更新与他人决策信息之间的关联，并研究这两种关联对两期疫苗覆盖率的作用机制。其次建立单期静态博弈模型，并从疫苗覆盖率方面比较以上两种博弈策略的绩效优劣。最后提出基于参考点视角的政府信息引导机制，提高疫苗覆盖率。

第三，在消费者社会化学习行为下研究疫苗市场均衡与动态补贴机制。如何通过社会化学习行为刻画接种犹豫？基于这一刻画，预算约束的政府如何设计干预机制提高疫苗覆盖率？针对这两个问题，本书弱化多元信息的影响，突出以他人评论为主的单一信息及其衍生的社会化学习行为，构建个体—制造商—政府的两期动态博弈模型。在模型中，分析消费者"何时"和"是否"接种的影响因素，理清接种犹豫、疫苗有效性、社会化学习、补贴机制之间的逻辑关系。在此基础之上，考虑政府"如何"补贴（即面向制造商的成本补贴或面向消费者的销售补贴）以及不同补贴模式下的均衡路径和结构，以期实现信息激励和经济激励的良性交互，破解策略性行为带来的接种率不足困境，最终提高疫苗覆盖率。

第四节　本书创新点

创新点一：本书将疫苗市场中不完美信息及相应的认知因素纳入微观个体行为分析框架，拓展同质化个体为异质化人群，研究疫苗短缺和接种犹豫现象的成因机制及其对疫苗覆盖率的影响机理。其中，信息因素涉及"疫苗产出不确定性"与"疫苗有效不确定性"，而后者进一步细分为两个方面：以矛盾信息和他人决策信息为主的"多元信息"和以他人评论为主的"单一信息"。上述不同信息因素衍生出两个互补层次的认知因素：其一为以利润最大化为主的"经济理性"与以心理效用（如参考依赖和损失规避偏好）最大化为主的"认知偏差"；其二为"单期静态决策"与"两期动态决策"（如参考点建立和更新、社会化学习行为）。

基于上述分析框架，创新点二以供需两端分析为主，剖析疫苗短缺现象的诱因机制以及参考依赖偏好的影响机理；创新点三以需求端分析为主，多视角剖析疫苗犹豫现象的驱动因素及形成机理；创新点四则根据以上不同现象，提出相应的政府干预机制和公共管控政策。

创新点二：本书将产出不确定性及其衍生的参考依赖偏好引入疫苗市场，构建涵盖个体（或消费者）—制造商—政府的动态博弈模型，剖析疫苗短缺现象的诱因机制，探讨参考依赖偏好、疫苗市场均衡以及现有干预机制之间的逻辑关系。研究发现，参考依赖偏好不仅导致疫苗供给短缺，更对现有单边和双边行为干预机制产生重要影响。积极影响表现在最大化社会福利的过程中，这一偏好可以替代供给端干预，提高需求端单边行为干预机制的效率；有助于特殊的双边行为干预机制实现财政预算中性。参考依赖偏好的消极影响表现在，供给端的单边行为干预机制无法实现社会福利最大化；一般的双边行为干预机制在实现社会福利最大化的过程中，需要调整干预结构和程度。

创新点三：本书通过细致讨论影响疫苗有效性的不同信息因素，多视角构建两种类型的跨期决策模型，剖析消费者异质性行为与疫苗覆盖率之间的关系，揭示疫苗犹豫现象的诱因机制。第一，在多元信息因素及其衍生的参考点视角下，构建消费者—政府的两期动态博弈模型中，发现疫苗犹豫的根源在于参考点的建立和更新，并揭示多元信息、心理效应（损失规避效应和同群效应）对均衡疫苗覆盖率的影响机理。第二，在单一信息因素及其衍生的社会化学习视角下，构建消费者—制造商—政府之间的两期动态博弈模型，发现社会化学习行为缓解了疫苗有效性的不确定性但催生了接种犹豫现象，揭示了消费者策略性行为与政府动态补贴机制（即销售补贴和成本补贴）之间的逻辑关系。

创新点四：本书跳出传统单一的经济干预机制，充分考虑上述微观个体在信息和认知因素的异质性，提出不同类型的行为干预机制，以期解决疫苗覆盖率不足的困境。第一，设计满足特定约束条件（如减少政府干预或财政预算中性）和认知因素的行为干预机制。充分利用补贴税收机制与参考依赖偏好在调整制造商疫苗投入量方面的替代和互补关系，增加疫苗供给。第二，设计基于参考点建立和更新的信息引导机制。充分利用参考点建立直接增加接种人数的影响路径、深入挖掘参考点更新提高犹豫群体接种疫苗心理效用的形成机理，提高疫苗覆盖率。第三，设计基于社会化学习下的动态补贴机制（如承诺型第一期销售补贴）。充分利用社会化学习行为，提高消费者感知疫苗有效性的程度，最大限度地激活他人评论的积极效应，提高疫苗需求。

第二章　文献综述

本章依次从以下四个方面阐述相关研究现状：疫苗市场供求关系、疫苗市场干预机制、参考点选择行为与供应链协调、社会化学习。其中，后两方面是本书主要研究的内容。

第一节　疫苗市场供求关系研究现状

疫苗覆盖率不足是疫苗市场供求关系中的常见现象（Chick et al.，2008；Mamani et al.，2012），本节主要从供给短缺和需求不足两方面阐述造成这一现象的原因。疫苗市场供求分析研究现状框架如图 2-1 所示。

一、疫苗供给短缺分析

在供给方面，产出（或生产）不确定性及其引起的相关风险是造成疫苗短缺的主要原因（Chick et al.，2008、2017；Deo and Corbett，2009；Duijzer et al.，2018）。Chick 等（2008）认为制造商无法承担产出不确定引起的全部风险，是引起疫苗投入量和供给短缺的主要原因。随后，基于产出不确定性，部分学者引入竞争和信息因素深入分析供给短缺的形成原因。一方面，由单一制造商拓展到古诺竞争环境下，Deo 和 Corbett（2009）发现产出不确定和企业之间的策略性行

```
┌─────────────────────────────┐
│ 疫苗市场供求分析研究现状      │
└─────────────────────────────┘

   ● 供给短缺和需求不足

 ┌ ─ ─ ─ ─ ─ ─ ─ ─ ─ ─ ─ ─ ┐
   疫苗供给短缺原因分析
 └ ─ ─ ─ ─ ─ ─ ─ ─ ─ ─ ─ ─ ┘

   ● 产出不确定性：
     垄断、古诺竞争、不完全信息
   ● 生产过程的其他特征：
     规模经济、配送不及时、疫苗产品设计

 ┌ ─ ─ ─ ─ ─ ─ ─ ─ ─ ─ ─ ─ ┐
   疫苗需求不足原因分析
 └ ─ ─ ─ ─ ─ ─ ─ ─ ─ ─ ─ ─ ┘

   ● 经济学视角：
     外部性以及"理性豁免"假说
   ● 社会化视角：
     团体合作性困境和利他性
```

图 2-1 疫苗市场供求分析研究现状框架

为，共同导致了过高的市场集中度以及较低的疫苗行业产量；另一方面，由完全信息拓展到不完全信息领域，Chick 等（2017）发现利润最大化的疫苗制造商凭借产出不确定这一客观特征，掩盖部分私人信息（如疫苗生产率和生产努力程度），导致逆向选择和道德风险的出现，最终降低了疫苗产量。

除了产出不确定性特征以外，部分学者也从疫苗生产过程中的其他特征对疫苗短缺的根源提出了新解释。Scherer（2010）认为疫苗生产的规模经济特征限制了资本密集型疫苗生产者的数量，增加了随机短缺的概率。基于疫苗在需求、产品设计以及配送等方面存在的不确定性，Dai 等（2016）认为早期生产的高风险以及双重边际效应迫使制造商推迟生产，导致后期配送不及时和疫苗短缺。此外，病毒株的突变也需要及时更新疫苗设计，这使世界卫生组织及其相关机构面临时间分配的决策困境，即权衡流感信息收集时间和疫苗生产时间。前者有利于提高疫苗有效性，而后者则有助于提高疫苗产量（Kornish and Keeney，2008；Ozaltin et al.，2018；Cho，2010；Ozaltin et al.，2011）。

二、疫苗需求不足分析

在需求方面，疫苗覆盖率不足是指分散化决策（或自愿接种）的均衡需求量低于集中化决策的最优需求量（或社会最优覆盖水平）。前者是指接种意愿随着接种人数的增加而降低（Brito et al. ，1991；Yamin and Gavious，2013），而后者是指疫苗接种中出现不良反应等额外副作用，这二者都降低了疫苗接种意愿。通过权衡感染风险和疫苗副作用，理性个体做出是否接种疫苗的决策，这一过程被称为"理性豁免"（Rational Exemption）假说（Manfredi et al. ，2009）。但是，这一结论的有效性仅局限于产出不确定性（供给端）不影响疫苗预订需求的背景之下（Mamani et al. ，2012）。如果将产出不确定纳入消费者决策的影响因素中，结论是截然相反的：分散化决策的均衡需求量高于社会最优下的需求水平（Arifoglu et al. ，2012）。这是因为理性个体忽视现实基础：向高感染成本的个体提供有限疫苗，有利于提高社会福利。

除了以上经济学分析以外，社会学视角也解释了低疫苗覆盖率出现的原因。Ahlskog（2016b）分别研究了团体合作性困境（Collective Action Dilemma）和利他性（Other-regarding Motivations），前者认为民主方式（即自愿接种）在群体免疫以及提高疫苗覆盖率方面稍逊于非民主方式（即强制接种）；而后者发现在自愿接种下，涉及陌生人的广义利他主义（Wide Other-regarding）将提高疫苗接种率，但是只涉及家人的狭义利他主义（Narrow Other-regarding）却有更大的效果。除此之外，MacDonald（2015）认为文化、个体和团体、疫苗等因素引起疫苗犹豫，减少了疫苗需求量。

第二节　疫苗市场干预机制研究现状

现有文献往往通过机制设计解决次优疫苗覆盖率等市场失灵问题，其原理是利用补贴或者税收等经济干预措施影响市场中参与者的决策行为，实现社会福利最大化（或总成本最小化）。根据市场中参与者是否改变决策行为的准则，干预机制分为单边和双边两种类型。其中，单边干预机制是指仅改变供给端或需求端参与者决策的干预机制，如面向消费者的销售折扣、消费税收以及面向零售商（或生产者）的批发价补贴（或成本共享）、生产税收（如环境污染税收）；而双边干预机制是指同时改变供给端和需求端参与者决策的干预机制，如同时含有以上供给端和需求端的双边协调契约。下文将以该分类进行详细阐述，图 2-2 为本节的内容概要。

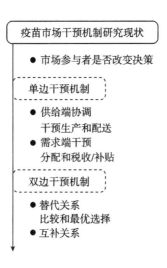

图 2-2　疫苗市场及干预机制框架

一、单边干预机制

供给端干预是指为缓解疫苗生产（如产出不足或过剩）、物流（如延迟配送）等流程中的不利影响，而设计的某种协调契约或机制。Chick 等（2008）发现成本共享契约（Cost-sharing Contracts）有助于解决疫苗生产的不确定性以及疫苗短缺带来的风险问题。Chick 等（2017）提出基于产出的最优菜单契约

(The Optimal Menu of Output-based Contracts)，解决产出不确定性引起的道德风险问题。Dai 等（2016）认为回购和折扣契约（Buyback-and-late-rebate Contracts）可以减少配送延迟引起的供给短缺。Serpa 和 Krishnan（2016）提出事前或事后补贴机制，其影响疫苗企业决策（如是否进入危险但必要的行业）以及该行业的竞争程度。

需求端干预强调为提高社会福利而采取改变消费者行为的相关机制，如分配机制以及经济补贴/征税策略。在分配机制方面，与自愿接种疫苗相比，义务接种（或强制接种）和优先接种在不同环境下具有不同的优势。当不考虑疫苗短缺时，Ahlskog（2016a）认为义务接种比自愿接种获得更高的疫苗覆盖率。相反，当产出不确定性引起疫苗短缺时，Arifoğlu 等（2012）认为优先分配有限的疫苗给予高感染群体有利于提高社会福利，而自愿接种将引起疫苗负外部性（即低感染人群代替高感染人群接种有限的疫苗降低了社会福利）。在经济补贴/征税策略方面，单一补贴策略（Yamin and Gavious，2013）、补贴/税收组合策略（Mamani et al.，2012）、跨期补贴策略（Chemama et al.，2019）可以改变消费者支付意愿和决策行为，调整产品需求量。具体而言，在单期干预机制中，Yamin 和 Gavious（2013）、Mamani 等（2012）发现补贴/税收策略可以缓解接种外部性，提高疫苗接种率。在两期干预机制中，Chemama 等（2019）研究不同补贴方式（响应型和承诺型）影响政府和制造商之间的风险承担比例，最终影响政府预算支出和市场需求量。考虑参考依赖偏好和社会化学习效应，Dupas（2014）认为短期补贴效应不会影响新健康产品的长期使用率。然而，这种刺激产品需求量的经济干预策略通常适用于"分离假设"，即补贴/税收不会产生额外的替代性或互补性心理效用。相反，如果摒弃"分离假设"，考虑亲社会动机的特定人群（Ahlskog，2016c）或者在经济干预与心理效应存在替代关系的特定条件下（Bowles and Polania-Reyes，2012），经济干预机制的有效性则会受到很大的限制，甚至适得其反。

二、双边干预机制

不同于单边机制仅强调供给端或需求端干预，双边干预机制更加突出：为实现同一理想目标，供给端和需求端干预机制是否存在替代或互补关系。就替代关系而言，二者的可比性以及最优化选择是多数学者研究的热点。Taylor 和 Xiao（2014）发现捐赠者向零售商提供的购买补贴（即批发价格补贴）可以有效地增加抗疟疾药物的可得性，而向消费者提供等量的销售补贴则无法产生同样的效果。Berenguer 等（2017）考虑到正外部性产品的消费数量，提出资助者选择补贴利润导向型零售商和非利润导向型零售商之间的区别。Yu 等（2018）认为补贴机制的优劣取决于两种因素：销售价格是否外生以及政府目的（是为了提高消费者福利还是增加供给者利润）。就互补关系而言，Adida 等（2013）认为只有双边契约机制（即双边补贴菜单）才能同时实现最优化生产数量和疫苗覆盖率。

第三节　参考点选择和供应链协调研究现状

预期效用理论是冯·诺依曼（Von Neumann）和摩根斯坦（Morgenstern）针对理性人决策提出的分析框架。但是，作为预期效用理论的核心因素，风险中性以及直觉效用（Intrinsic Utility）却无法解释现实中的异常现象和反直觉决策（何大安，2005；黄凯南和程臻宇，2008），如阿莱悖论（丹尼尔·卡尼曼，2012）。为了弥补这一缺陷，Kahneman 和 Tversky（1979）通过实验提出前景理论或展望理论（Prospect Theory），其在直接效用的基础上引入心理效用（Psychological Utility）用以分析价值函数（或效用函数）的特征，即为后期学者们定义的参考依赖和损失规避偏好。紧随其后，公平关切（Cui et al.，2007）、过度自信（Grubb，2009）、社会比较（Roels and Su，2014）、期望后悔（Jiang et al.，

2017）等特征（即认知或行为因素）也逐渐成为心理效用的研究重点和热点，广泛应用于解释经济、金融和市场营销等领域的"异常"现象，如参考点依赖（杨慧等，2014）、禀赋效应（Kahneman et al.，1990）、向下倾斜的劳动供给曲线（Camerer et al.，1997）、处置效应（Genesove and Mayer，2001；池丽旭和庄新田，2011；Shefrin and Statman，1985）、股权溢价之谜（Benartzi and Thaler，1995）、不对称价格弹性（Hardie et al.，1993；Putler，1992）、价格黏性（Heidhues and Koszegi，2008）等。

在以上研究中，设置参考点以及选择恰当的"行为或认知因素"，是构建心理效用和分析反直觉决策的核心。有鉴于此，本节首先综述多维参考点选择和设置对消费者决策的影响；其次简化多维参考点为单一维度参考点，综述行为或认知因素对报童决策和供应链管理的影响。参考点与供应链协调框架见图2-3。

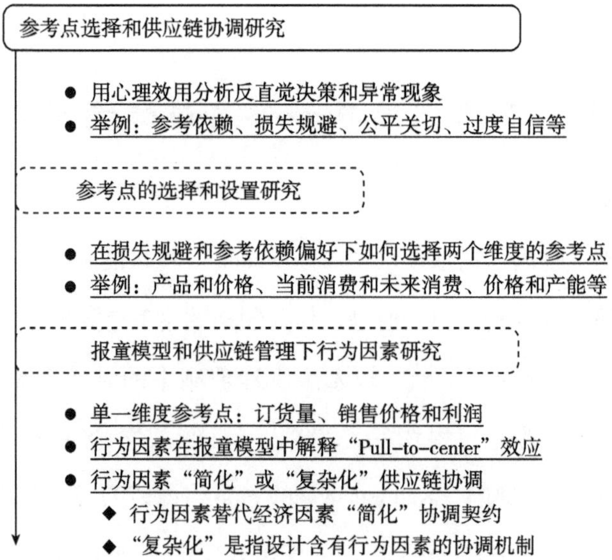

参考点选择和供应链协调研究

- 用心理效用分析反直觉决策和异常现象
- 举例：参考依赖、损失规避、公平关切、过度自信等

参考点的选择和设置研究

- 在损失规避和参考依赖偏好下如何选择两个维度的参考点
- 举例：产品和价格、当前消费和未来消费、价格和产能等

报童模型和供应链管理下行为因素研究

- 单一维度参考点：订货量、销售价格和利润
- 行为因素在报童模型中解释"Pull-to-center"效应
- 行为因素"简化"或"复杂化"供应链协调
  - 行为因素替代经济因素"简化"协调契约
  - "复杂化"是指设计含有行为因素的协调机制

图2-3　参考点与供应链协调框架

一、参考点的选择与设置

在损失规避和参考依赖偏好背景下，如何选择和设置参考点是现有多维度参考点研究的核心。部分学者构建两个参考维度下的数学模型，刻画参考依赖和损失规避偏好产生的心理效用，分析其对个体决策产生的影响。具体包括以下三个方面：

第一，当金钱和产品作为两个参考维度时，Koszegi 和 Rabin（2006）发现由内生期望值决定的二维参考点将通过损失和得到效应影响个体决策。具体而言，如果损失规避偏好消费者将期望最低价格与购买价格之间的差额作为损失，而将期望拥有产品作为得到，那么消费者的购买意愿将随着期望最低价格的降低而降低。这解释了为什么产品价格（如历史价格）与购买意愿之间构成向上倾斜的需求曲线。随后，参考依赖和损失规避偏好在产品和金钱这两个维度产生的心理效用也被运用到其他背景环境中，Heidhues 和 Koszegi（2008）拓展单一产品到异质化产品，并将两个产品价格作为两个维度的参考点；而 Koszegi 和 Rabin（2009）将单期决策拓展到多期决策，并将当前和未来消费作为两个维度的参考点。其中，前者发现消费者的损失规避偏好加剧了需求价格敏感程度，间接地缩小差异化产品的价格差距；后者发现决策个体的损失规避偏好将影响意外财富在当期和未来之间的消费分配。

第二，当消费者对产品价格和产品（或服务）差异化同时存在损失规避和参考依赖偏好时，这将影响最优服务价格（Yang et al.，2018）、产品竞争和价格竞争（Zhou，2011；Amaldoss and He，2018）、不同产品的模仿或者差异化策略（Narasimhan and Turutö，2013）、产品最优化设计和市场定位（Orhun，2009）等。

第三，产品价格和产能利用率（Tereyağoğlu et al.，2018）以及产品可能性、价格和使用频率（Baron et al.，2015）也常常作为多维度参考点。

二、报童模型和供应链管理下行为因素分析

不同于消费者心理效用采用多维度参考点的刻画形式，企业的效用函数则多采用以订货量、价格或利润等为主的单一维度参考点模式。这种简化参考点的方法侧重于研究以认知偏差、社会偏好、文化规范为主的行为因素对企业决策、供应链管理和绩效的影响（Loch and Wu, 2007）。具体而言，在报童模型中，考察行为因素对订货决策或销售价格的影响；在供应链协调的背景下，研究行为因素究竟是"简化"还是"复杂化"供应链管理。

第一，行为因素对报童模型中订货决策和销售价格的影响。虽然行为因素（或前景理论）在经济、金融以及营销领域产生重要的影响，但是其在管理学领域的认可度却经历了一个不断更新的认知过程。部分学者在报童模型实验中发现著名的"Pull-to-center"效应：按照标准的经济学理论，企业以利润最大化为目标决定最优订货数量。然而，现实中零售商在高利润区间倾向于少订货，在低利润区间倾向于多订货（Schweitzer and Cachon, 2000；Bolton and Katok, 2008；Kremer et al., 2010）。针对理论和实际之间存在的偏差，Schweitzer 和 Cachon（2000）、Nagarajan 和 Shechter（2014）质疑前景理论（即参考依赖和损失规避偏好）的有效性，特别是前者直接否认该理论不能提供合理的解释。然而，Long 和 Nasiry（2015）通过否定零收入参考点并且引入加权利润参考点（即决策者的自信程度）的方法，发现当决策者的自信程度和损失规避程度满足一定条件时，前景理论可以解释零售商决策行为中的"Pull-to-center"效应，弥补了其在单一零售商环境中解释力不足的缺陷。随后，Ho 等（2010）和 Wang（2010）分别将随机需求量和零利润作为参考点，进一步论证了前景理论在竞争环境中对"Pull-to-center"效应解释的有效性。

此外，部分学者也考虑参考点（如参考价格）和损失规避偏好对多期决策的影响，如价格和库存联合决策（Chen et al., 2016）、动态定价（Chen et al.,

2017；Nasiry and Popescu，2011）等。其中，以递归（Recursivity）和适应性（Adaptation）为主的参考点更新法则是分析这一影响的主要思路（Baucells et al.，2011）。具体而言，Nasiry 和 Popescu（2011）采用最小定价和最近价格加权的方法；Shi 等（2015）采用强化学习的规律；Chen 等（2016）根据记忆程度加权上期的参考价格和销售价格；Baucells 和 Hwang（2017）基于当前交易价格和记忆价格更新参考点。

第二，行为因素可以简化或复杂化供应链协调。一般而言，参与者动机不一致以及批发价格契约的双重边际效应往往引起分散化决策的低效率，构建以补贴和税收为主的经济干预机制（如生产成本共享契约）可以解决以上问题，实现集中化系统中最优决策。然而，现实中的企业正常运作与供应链协调或管理并非仅依赖于经济干预，而是某些内在的行为因素在一定的条件下可以替代外在的经济干预，进而简化供应链协调或管理。Cui 等（2007）和 Katok 等（2014）分别从完全和不完全信息视角出发，指出作为社会偏好的公平关注可以在一定条件下替代其他经济干预机制（如回购契约或成本共享契约），实现供应链最优绩效，从理论上论证了现实中批发价格的广泛适用性。同样地，作为认知偏差的过度自信也简化了供应链管理：过度自信可以缓解市场竞争程度（Li et al.，2017）和消除上下游渠道中存在的双重边际效应（Li，2019）。

但是，任何事物都是一把"双刃剑"。行为因素也可能复杂化供应链管理，主要体现在机制设计（或选择）时需要考虑行为或认知因素，如损失规避偏好、参考点设置、公平关切、社会比较等。基于简单供应链（即一个上游制造商和一个下游零售商）背景下，Wang 和 Webster（2007）将零售商的损失规避效应纳入契约设计，如回购契约（Buy Back）、得失共享（Gain/Loss Sharing）和"得失共享"契约（Gain/Loss Sharing and Buy Back），进而增加制造商和零售商的利润、提高整个供应链的绩效。Deng 等（2013）将完全信息拓展到不完全信息领域后，否定了 Wang 和 Webster（2007）在完全信息下提出的以上三种协调契约，进一步提出含有损失规避程度的最优契约组合（Modified Gain/Loss Sharing Contracts）。Zhang 等（2015）通过控制实验发现损失规避偏好影响协调契约的绩效，进而复杂化供应链契约的选择。当不考虑损失规避偏好时，回购契约和收入共享契约在简单供应链中是等价的；然而，引入损失规避偏好破坏了这种等价性，即这两个契约在不同的关键比例区间（即存货过剩成本与存货不足成本比例）的绩效是不同的。Becker-Peth 和 Thonemann（2016）设计含有参考点的收入共享契约。在一个制造商和两个零售商的供应链中，Ho 等（2014）认为批发价格契约和零售价格的设置应该考虑水平和垂直方面的公平关切程度。Roels 和 Su（2014）引入规避倒数（Behind-averse）和追求名次（Ahead Seeking）的社会比较偏好，发现社会组织者应该根据不同目标设置不同的参考组和参考点，而不是"一刀切"。

第四节　社会化学习研究现状

社会化学习（Social Learning）是指参与者为缓解信息不完全或者不对称而向其他参与者获取信息并更新的方法。已有大量实证说明社会化学习已经是一种获取信息的主要方式（冯娇和姚忠，2016；廖成林等，2013；王安宁等，2019）。如阅读他人的评论，这种做法减少了亲自购买而产生交易成本等问题（Jing，2011a）。基于现有文献关于社会化学习的综述（曹二保等，2018；卞亦文等，2019），本节首先阐述社会化学习的分类和法则；其次阐述社会化学习与外部性之间的区别与联系；最后理清行为经济学与社会化学习在应用方面的区别。社会化学习框架如图 2-4 所示。

```
社会化学习研究现状
  ● 研究重点、应用领域
  ● 社会化学习和行为经济学的区别

社会化学习分类
  ● 基于行为的社会化学习：事前"弱信号"（如购买决策、排队长度）
  ● 基于结果的社会化学习：事后"强信号"（如在线评论、他人推荐）

社会化学习规则及企业运作策略
  ● 贝叶斯（信念更新）和非贝叶斯学习法则（外生参数）
  ● 动态定价、产品设计、诱导性学习等

社会化学习与外部性
  ● 外部性的三个里程碑事件
  ● 外部性与社会化学习之间的区别
```

图 2-4　社会化学习框架

一、社会化学习的分类

根据获取信息途径的差异性，社会化学习分为基于行为（Action-basic）和基于结果（Outcome-basic）两种学习方式（Papanastasiou and Savva，2017）。基于行为的社会化学习也被称为观察性学习（Observational Learning），是指后行动者通过直接观察他人（或前人）的决策行为而推断产品质量的一种方法，如观察其他参与者是否购买（Banerjee，1992）以及购买者排队数量（Veeraraghavan and Debo，2009，2011）。然而，这种缺乏彼此交流的学习方式是一种揭示事前私人信息（或质量信息）的"弱信号"，极易出现同群现象（Herding Effect）以及相应的信息操作策略。Banerjee（1992）和 Bikhchandani 等（1992）率先在序贯决策中研究基于行为的社会化学习，并凭借这一理论解释了两种现象：当后决策者忽视自己的私人信息而只关注前人决策的相关信息时，群体决策可能呈现出信息瀑布（Information Cascade）和同群效应现象。故此，在这种社会化学习方式下，垄断厂商凭借产品价格可以有效控制消费者的信息数量，进而影响均衡结果（Bose et al.，2008）。进一步地，Chen 和 Papanastasiou（2021）研究了社会化学习操作、均衡结果以及反社会化操作之间的相互影响。

随着互联网技术和第三方评论平台的兴起，观察性学习事前缺乏质量信息交流的不足正日益凸显，并被在线评论（Papanastasiou and Savva，2017；Yu et al.，2016）、历史销售数量（Caro and Gallien，2007）、他人推荐（Lobel et al.，2017）、等级评论系统（Acemoglu et al.，2022）等多种事前信息交流方式所弥补。因此，基于行为的社会化学习逐渐转向基于事后结果的社会化学习。相比于前者产生的事前"弱信号"，基于结果的事后信息则是关于产品质量更加全面和丰富的"强信号"，这也引起厂商和消费者之间的互动更具前瞻性、多样性和复杂性。一方面，厂商通过以历史销售为主的社会化学习方式推断顾客流量（Aviv and Pazgal，2002）、总需求量（Petruzzi and Dada，2002）或者不同产品的偏好（Caro and Gallien，2007）；另一方面，消费者也可以通过厂商的销售策略（Bagwell and Riordan，1991）或在线评论（卞亦文等，2019）获取更多关于产品质量的相关信息，使延迟决策更加具有策略性。

此外，除了以上分类，社会化学习也可以分为单边学习和双边学习（Yu et al.，2015）。

二、社会化学习的刻画法则

贝叶斯和非贝叶斯学习法则（如经验学习）是刻画社会化学习的主要方法（卞亦文等，2019；Hu et al.，2016）。贝叶斯学习法则是通过跨期加权产品质量的方差（包含评论数量）刻画社会化学习过程（Papanastasiou and Savva，2017；Feldman et al.，2019），强调前期消费者评论信息对后期质量信号更新的影响。现有文献中也存在拟社会化学习，即通过建立期望与方差之间的联系共同刻画社会化学习程度。非贝叶斯学习法则是通过外生参数刻画社会化学习强度（Jing，

2011b）或社会效用强度（Hu et al.，2016），突出在不同学习程度下（或社会影响下）厂商针对不完全信息的消费者所采用的差异化策略。Jing（2011a）研究了外生化社会学习对动态定价和消费者购买行为的影响，他发现两种社会化学习方式（外生化学习和厂商诱导性学习）、厂商产品发布以及定价策略之间的相互影响。基于社会化影响（即消费者在替代品选择中受到他人决策的影响）和搜寻品（Search Goods）的背景，Hu 等（2016）研究了多期动态过程中垄断性厂商销售水平差异化产品的库存决策。

三、社会化学习与外部性

现有文献对外部性做了大量理论研究，主要经过了三个里程碑事件："外部经济"理论、"庇古税"理论以及科斯定理（张宏军，2007）。近几年，部分学者在运作管理领域对外部性也展开了深入研究，如直接和间接网络外部性（Basu et al.，2003）、局部和全局网络外部性（Cohen and Harsha，2020）、功能和心理效用（Huang et al.，2018）、宏观和微观外部性（李永立等，2020）等。在这些研究中，外部性是一种刻画（或度量）他人行为影响自己决策的间接效用。基于前文的分析和说明，我们发现社会化学习也具有类似的特点。不过，从质量是否确定的角度，Huang 等（2018）详细阐述了社会化学习与外部性之间的区别：社会化学习是在质量不确定性下，决策主体收集相关信息（如评论或者推荐）并更新质量信念的一种方法；而外部性是在质量确定性下，研究产品使用数量给购买者产生的间接效用（如心理效用），而不是推断产品质量或者更新质量信念。

一般而言，现有文献对二者的研究都是分开的，如 Papanastasiou 和 Savva（2017）、Basu 等（2003）。但是，二者也同时出现在部分研究中，如 Xu 和 Zhang（2018）发现网络外部性可以提高消费者购买意愿，并研究网络外部性和社会化学习对众筹项目发起者与策略性消费者之间的互动影响。本书主要研究疫苗的负网络外部性，即随着接种人数的增加以及被感染概率的降低，其他未接种人群的接种疫苗意愿降低。此外，为了缓解疫苗质量的不确定性，消费者通过社会化学习充分认识疫苗在治疗疾病方面的有效性，提高接种疫苗意愿。因此，本书将社会化学习和负网络外部性结合起来，共同研究二者对消费者接种行为以及政府补贴机制的影响。

四、社会化学习的应用

社会化学习行为广泛应用于经验品销售（Papanastasiou and Savva，2017）、众筹（Xu and Zhang，2018；Xu et al.，2018；杜黎等，2016；顾乃康和赵坤霞，2019；岳中刚等，2016）、平台信息发布（Papanastasiou and Savva，2017）等领域。不同于行为经济学强调个体内部的心理效用，社会化学习行为主要研究社会交互及其引起的合作性行为对企业运营管理的影响，以及这些运作管理如何影响合作性社会行为的形成。其中，突出厂商利润以及消费者剩余是社会化学习行为下不同企业运作管理的核心（Hu，2020），特别是厂商诱导性学习（Jing，2011）、动态定价（Papanastasiou and Savva，2017；Yu et al.，2015）、产品设计（Feldman et al.，2019）、多产品销售（Papanastasiou and Savva，2017）、库存管理（Debo and Ryzin，2009）等。具体而言，Jing（2011a）研究诱导性学习对厂商产品发布和定价策略的影响。Papanastasiou 和 Savva（2017）基于策略性消费者和社会化学习的背景，研究厂商如何选择最优定价模式，并且比较响应型和承诺型动态定价对利润的影响。Feldman 等（2019）研究社会化学习程度对经验品设计、厂商利润以及消费者剩余的影响。Yu 等（2015）认为厂商利用社会化学习和动态定价可以控制产品质量信息流以实现最大化企业利润，但这会损害策略型消费者的剩余。Xu 和 Zhang（2018）在众筹背景下揭示了社会化学习和网络外部性对众筹阶段最优价格和需求量的影响，重新解释了凡勃伦效应（Veblen Effect）。Cui 等（2019）通过随机田野实验发现，客户利用库存的实时可得性信息更新产品信息。

此外，在包含可替代性产品或双寡头厂商的竞争环境下，一些学者也展开了相关研究。在水平差异化的双寡头垄断市场中，Bergemann 和 Välimäki（1997）通过与没有消费者评论的厂商相比，发现厂商可以通过高销售数量来产生更多的质量信息。Papanastasiou 和 Savva（2017）在销售多个可替代产品的背景中，研究评论型平台如何有效地利用信息实现产品促销。

第五节　文献评述

总体来看，疫苗市场下的供求分析和干预机制已经有初步的研究基础，但是尚未发现在信息和认知因素视角下，研究疫苗市场现有问题（疫苗短缺和接种犹豫）以及相应的干预机制。

第一，目前研究者关于"经济理性人"的初步探索已经完成，本书针对信息和认知因素背景下的个体行为和决策机制做更为细致的讨论，并分别以疫苗短缺和接种犹豫为核心展开研究。首先，在产出不确定背景下，从心理效用角度分析疫苗供给短缺的根源，突出参考依赖偏好角度对均衡疫苗投入量和价格的影响，并进一步挖掘参考依赖偏好对干预机制的影响。其次，在信息和认知因素的影响下，研究疫苗接种犹豫现象的成因机制和决策规律。一方面，在多元信息和短视决策行为背景下，探究矛盾信息与参考点建立、他人决策信息与参考点更新之间的相互关系，并为短视型疫苗接种犹豫现象提供解释和说明；另一方面，在单一信息和策略性决策中，探究社会化学习行为、补贴机制、网络外部性以及疫苗有效性不确定之间的交互关系，分析社会化学习如何缓解疫苗有效性不确定并产生接种犹豫这一策略性行为。

第二，现有疫苗文献中侧重于从经济方面笼统地研究干预机制或者协调机制，尚未全面地涵盖信息和认知因素的干预机制。本书在满足特定约束条件（减少政府干预和财政预算中性）和社会福利最大化的前提下，设计含有认知和信息因素的干预机制，补充或替代原有单一的经济干预。具体而言，针对疫苗短缺问题，在实现社会福利最大化的前提下，设计含有参考依赖偏好的单边干预机制减少政府干预，以及含有参考依赖偏好的双边干预机制实现预算财政中性；针对接种犹豫问题，设计基于参考点建立和更新的信息引导机制，可以处理复杂的矛盾信息，而基于社会化学习的动态补贴机制可以缓减疫苗有效性不确定问题。

第三章 疫苗市场供求现状及其参与者行为分析

"人们为了活着而聚集到城市，为了生活得更美好而居留于城市"（颜一，1999）。古希腊伟大哲学家亚里士多德的这句名言预见了人类发展的方向：从闲散的游牧到集群的农耕，再到密集的城市。在这个文明进程中，蕴藏于其中的负外部性也频繁来袭，如大规模性传染病。其是指病原微生物（即病毒）感染人体后，产生具有感染性并在一定条件下可造成流行的疾病（李兰娟和任红，2013）。一般而言，被感染个体或人群最终面临两种结果：免疫和死亡。前者是指被感染者的免疫系统可以有效地识别和应对病原微生物，以维持人体的健康；后者则是一种巨大的灾难，如横扫欧洲中世纪的"黑死病"造成欧洲人口死亡30%~50%、几乎灭绝印第安人的天花导致3亿人死亡、"一战"后期的西班牙流感导致5000万人的死亡（任泽平等，2020）。

为了保护人类的公共健康安全，社会隔离和接种疫苗是避免传染性疾病蔓延的主要途径。前者是可以在短时间内阻断疾病大规模性传染的途径，但这是一种在物理空间上"被动"且"粗放"的预防措施，往往面临道德谴责和人道主义危机。如老年人、婴儿、孕妇以及存在禁忌症的其他免疫力较低群体即使在社会隔离的措施下，也极易感染疾病并造成死亡威胁（CDC，2020b）。不同于社会隔离，接种疫苗是指有计划地让特定比例人群（如医务人员或旅客等与他人联系较多的人群）"主动"感染灭活（或减活）病毒，获得免疫力保护自身健康安全，同时，也在社会空间范围内（而非物理空间）形成单一的人际网络，阻断了疾病蔓延与暴发的路径。这种"主动"且"精准"的医疗防控措施可以阻断疾病传播路径，保护特殊群体，而且具有低投入、高效益等特征。如世界卫生组织（WHO，2018a）发现，在儿童接种疫苗方面每投入1美元将产生44美元的经济和社会收益。为此，《2011—2020年全球疫苗行动计划》设定目标：在2020年以后，将免疫收益覆盖所有人群以提高公共健康（WHO，2019b）。我国也积极倡导儿童接种疫苗并且免费提供接种一类疫苗[①]。

尽管疫苗在保护自身和公共健康安全方面有诸多优点，但是近几年国内外发生的疫苗短缺（供给方面）和接种犹豫（需求方面）现象造成疫苗接种率不足，进而导致大规模传染病的发生。为此，本章首先从以上两种现象阐述疫苗市场供求关系，其次从疫苗市场特征及其衍生的参与者行为方面，深入剖析以上两种现象的形成原因。

第一节　疫苗市场供求现状：疫苗短缺（供给方面）和接种犹豫（需求方面）

在供给方面，疫苗市场中常常出现供给短缺或者盈余。在2004~2005年的流感季节中，受Chiron工厂污染事件以及禽流感病毒株变异的影响，美国疫苗供给不足缺口将近5000万剂，而在2006~2007年则供给过剩1840万剂；随后，2009~2010年和2010~2011年又先后出现疫苗短缺和疫苗盈余的现象（Cho and Tang，2013）。与供给盈余相比，疫苗短缺通过直接降低疫苗覆盖率，可能引起传染性疾病的暴发和蔓延，对公共卫生安全和人民健康造成更大的危害。

---

① 以上数据和相关信息来源：中国疾病预防控制中心免疫规划中心。网址：http://nip. chinac-dc. cn/zstd/mycx/201807/t20180731_ 189375. htm。

除了疫苗供给短缺，疫苗市场需求方面出现的新兴现象——疫苗犹豫（Vaccine Hesitancy），是指在充足疫苗服务的条件下，人们倾向于延迟或者拒绝接种疫苗（MacDonald，2015）。《2011—2020 年全球疫苗行动计划》评估报告声称，2017 年，所有成员国中只有 7 个国家不存在疫苗犹豫现象。这极有可能降低了疫苗覆盖率，并使本已被消灭的感染性疾病再次暴发。2019 年，美国暴发的麻疹疾病证实了这一结论，在 3 个多月的时间里由疫苗犹豫引起的麻疹病例达到 704 名，这也是从 1994 年汇报麻疹病例以来的最高值（CDC，2019b）。此外，这一疾病也在法国和以色列等发达国家暴发（Benecke and DeYoung，2019）。鉴于这些严重后果，世界卫生组织将疫苗犹豫视为阻碍公众获得群体免疫的全球性挑战之一，并将其作为 2019 年十大危害公共健康事件之一（CDC，2019b）。

第二节　疫苗短缺分析：产出不确定及其衍生的制造商行为（参考依赖偏好）

在经济学理论中，宏观现象的基石和根源在于微观个体行为。尽管这一理论已经被绝大多数学者接受，但是从哪种视角研究市场运行中的微观个体行为，以及如何有效地从微观个体作用到宏观现象来阐述现有经济中存在的现象仍在讨论中（王志伟，2009）。在互联网时代，信息因素及其衍生的认知（或行为）因素是常见的分析视角之一（何大安，2005）。网络时代下的信息呈现出多元、异质、复杂、交互等特征。多元和异质特征使疫苗市场参与者的个体偏好趋于完备和对称，效用函数也愈加完善和丰富，但是复杂和交互特征也使参与者认知和决策过程出现了巨大变动。如互联网时代的个体既是信息的接收者，也是信息的发布者，双重身份及其衍生而来的策略性行为（如相机发布信息行为），加剧了疫苗市场供需匹配的难度以及社会福利绩效的不稳定性。更为重要的是，采用同质化个体行为加总得到总体经济行为或结果的传统方法，已经无法适应现实疫苗市场中参与者在认知和决策过程中出现的这种变动。这就为实现疫苗市场供求均衡以及提高疫苗覆盖率提出了新的挑战。

因此，针对上节中提及的疫苗短缺和接种犹豫现象，本节按照疫苗市场参与者的决策流程，尝试从疫苗市场供求特征入手，考察这些特征衍生的参与者行为。其中，疫苗市场特征中产出不确定性和有效性不确定是信息因素的体现，而参与者行为则是认知因素的体现。具体而言，本章第二节将从供给方面——疫苗产出不确定性及其衍生的参考依赖偏好研究疫苗短缺现象，本章第三节将从需求方面——疫苗有效性不确定及其衍生的消费者行为（参考点建立和更新、社会化学习）来研究疫苗犹豫现象。

一、疫苗产出不确定性

疫苗产出不确定性是指疫苗设计周期紧张、生产制造以及运输的不稳定性等引起的产出（或产量）不确定（Chick et al.，2008）。流感疫苗具体开发步骤见表 3-1。

表 3-1　流感疫苗具体开发步骤

流感疫苗开发步骤	具体步骤描述
第一步：毒株准备和批准（1.5 个月）	WHO 确定的毒株将有效地提供给全球疫苗制造商
第二步：确认毒株生产条件（1 个月）	疫苗制造商使用毒株确认在胚胎鸡蛋中生产病毒的最优生产条件
第三步：毒株制备（1 个月）	首先，毒株注射到受孕的鸡蛋中，培养 2~3 日直到其倍数增长。其次，在蛋清中分离含有确认毒株的病毒；病毒将通过化学药剂（如甲醛溶液）将细菌或病毒灭活后精炼成用于激活疫苗重要组成部分的抗原。最后，抗原经过批签质量检查
第四步：临床检测和审批通过（3 个月）	为了通过相应的政府审批，疫苗需要多期临床检测（如一期、二期以及三期）
第五步：包装和运输（1 个月）	根据管制要求，疫苗进行相应的包装和运输

流感疫苗的有效性受到病毒株组合设计（Reformulation of Vaccine Composition）以及毒株选择时间的双重影响。甲型病毒含有各种亚型流感病毒，受抗原性漂移（Antigenic Drift）和转换（Antigenic Shifts）的影响，其极易出现突变现象（王军志，2013），如 1957~1958 年的 H2N2 流感、1968~1969 年的 H3N2 传染病以及 2009~2010 年的 H1N1 传染病（Adbi et al.，2019）。这迫使 WHO 需要持续监测亚型毒株的突变信息。一般而言，推迟选择毒株的时间和收集更多的亚型病株信息，可以降低疫苗毒株（Vaccine Strains）和传染毒株（Circulating Strains）的匹配失败率，进而提高疫苗有效性。但是，这也影响了疫苗制造商的产能并增加了配送延迟的可能性。一般而言，WHO 为了确保疫苗厂商有充足的生产和制造时间，不得不在流行病暴发前六个月（北半球是二三月，南半球是八九月）推荐疫苗的毒株设计组合（Ozaltin et al.，2018）。

一旦确定特定季节性流感和大流行流感的病株设计组合，制造商将利用自有优势，选择与自身相应的疫苗生产方式，如灭活疫苗、减毒活疫苗、病毒载体疫苗、重组基因疫苗等。但是，以上生产方式可能存在制造环境要求高或者生产周期长（Long Reproduction Times）等缺陷和不足，这导致疫苗在生产和运输过程中（如准备菌株、研究制造条件、开发和制造疫苗的类型、临床试验、封装、运输、管理等）出现的任何问题和漏洞都可能导致疫苗产量不确定。

二、制造商行为：参考依赖偏好

在上述产出不确定性的背景下，部分学者基于参与者完全理性或者利润最大化的假设，提出解决疫苗短缺等无效率问题的双边干预机制（Adida et al.，2013）。然而，在剖析实验人员和现实参与者的决策过程及其相关动机之后，我们发现这些假设在一定条件下可能并非完全正确。在不确定环境的实验研究中，参与者决策行为并不一定遵循标准经济理论中的理性假设（Schweitzer and Cachon，2000；Kahneman and Tversky，1979）。相反，参考依赖偏好则是其潜意识中遵循的非标准之一（Kahneman and Tversky, 1979），即决策者衡量选择的效果取决于直觉效用和心理效用。在实验经济学中，这一心理效用可以刻画为在订货数量固定的情况下，需求不确定性引起的供过于求和供不应求成本（Ho et al., 2010）。借鉴这一刻画方式，疫苗市场中产出不确定性特征也将引起参考依赖偏好。这是因为与提前预订产生的固定疫苗需求量相比，疫苗生产过程中的不稳定性往往导致最终生产数量存在的不确定性（Adida et al., 2013），而这种不确定性将诱使制造商在决策疫苗投入量时产生供不应求和供过于求的心理成本。这种心理成本即为参考依赖偏好，并影响制造商决策。

更为重要的是，新纳入的参考依赖偏好也符合现实案例中制造商目标的要求，特别是当疫苗超出正常必需品的范围而可以挽救生命时。如全球主要制药生产商 Sanofi 和 Johnson & Johnson 先后公开宣布：如若 COVID-19 疫苗研发成功，其将不以利润最大化为目的提高疫苗供给。这一案例暗示了部分制造商的目标逐步从利润最大化过渡到效用最大化（即非利润动机）。另外一个制药生产商 Glaxo Smith Kline（GSK）为了应对叙利亚和南苏丹的人道主义危机，承诺以低价向给予难民支援的组织提供疫苗（GSK, 2017）。这种行为提高了疫苗的可得性、增加消费者福利以及促进其可持续健康发展。本质上，以上两种制造商行为是企业社会责任的重要组成部分，集中反映在参考依赖偏好下供不应求的心理效用之中。

第三节　接种犹豫分析：疫苗有效性不确定及其衍生的消费者行为

需求方面存在的接种犹豫现象，其主要源于疫苗有效性不确定性及其衍生的消费者行为（即参考点的建立和更新以及社会化学习行为）。这两方面的具体分析如下：

一、疫苗犹豫的形成因素分析

现有分析疫苗犹豫的形成原因主要包括：接种成本、外部性以及世界卫生组织欧洲疫苗沟通工作组（The WHO EURO Vaccine Communications Working Group）总结提出的"3Cs"模型和疫苗犹豫影响因素矩阵。

首先，广义的接种成本包含：①事前消费者的搜寻成本以及到达接种机构所花费的时间和金钱成本；②事中接种者忍受的疼痛以及为疫苗支付的价格；③事后疫苗产生的副作用，如疫苗过敏等不良反应以及住院和死亡等更大损失（Brito et al.，1991；Arifoğlu et al.，2012；Meltzer et al.，1999）。显然，以上成本会降低疫苗接种意愿。一方面为鼓励疫苗接种并提高其覆盖率，政府或相关健康权威机构一方面通过前期补贴等经济措施，降低事前和事中两种成本；另一方面通过后期赔偿（如保险），减少事后疫苗副作用的影响（王春霞，2019）。以上两方面的措施有利于整体人群的疫苗覆盖率到达特定水平（如麻疹疫苗接种覆盖率为95%），形成社会空间范围内的单一人际网络关系，阻断疾病传播路径并消除疾病大范围蔓延。这种通过特定人群接种疫苗而保护其他人群（如禁忌症群体）健康的方式，称为群体免疫（Community Immunity，见图3-1），是政府和公共卫生机构不懈努力的目标之一。

其次，接种疫苗具有外部性特征，即疾病感染风险随着接种人群数量的增加而降低。因此，这也为"搭便车"行为提供了一定的可能性，如部分健康人群为了避免疫苗接种产生的疼痛以及不良反应，不愿甚至反对接种疫苗（Bhattacharyya and Bauch，2011）。这极易降低疫苗接种意愿，导致疫苗覆盖率无法达到群体免疫的水平。

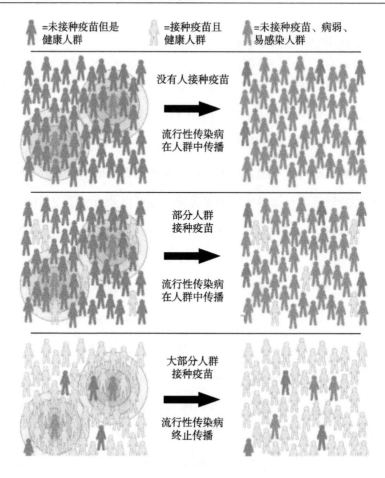

图 3-1 疫苗接种与流行性疾病传播

资料来源：https：//mp. weixin. qq. com/s？ ＿ ＿ biz＝MTc5MTU3NTYyMQ＝＝&mid＝2650712986 &idx＝1&sn＝190edbe3e5e92b3c30b64a2120d463ad&chksm＝5afcbab06d8b33a6c2342bb917ece041ca57460ff5f13c4f58eb9ec6d5d86d58050109e48e45&mpshare＝1&scene＝1&srcid＝0321VOH8a2KjWqLi0x NhWqt1&sharer_ sharetime＝1585801767655&sharer_ shareid＝7e6f46022900234d0eb9823d 06055148#rd.

再次，除了疫苗本身具有的外部性和副作用特征，研究者通过调查问卷和实证研究等方式，揭示了形成疫苗犹豫现象更为广泛的原因，如世界卫生组织欧洲疫苗沟通工作组总结提出的"3Cs"模型，即疫苗接种的信心、自满以及便利性①。其中，接种信心（Vaccination Confidence）主要强调以下三个方面：疫苗有效性和安全性；疫苗配送系统，包括健康服务和专业人员的可靠性和能力；政策制定者的动机。接种自满（Vaccination Complacency）存在于低感知风险的疾病以及认为接种疫苗是没必要的人群之中。特定疫苗的自满程度受到诸多因素的影响，如某个时间点的健康责任、人群对疫苗风险和疾病风险的感知程度等。接种便利（Vaccination Convenience）包括疫苗可得性、价格承受能力、交通便利程度、医务人员语言和沟通能力等（MacDonald，2015）。

最后，表3-2中的疫苗犹豫影响因素矩阵（如文化影响、个体和团体影响、疫苗特征）也对接种犹豫现象的成因进行了详细说明（MacDonald，2015）。

表3-2　疫苗犹豫影响因素矩阵

文化影响 （Contextual Influences） 包含历史、社会文化、环境、健康机构或系统、经济或政治方面	交流和媒体环境 名人、免疫规划监督者以及反对或者赞成接种利益群体的游说 历史因素 区域、文化、性别、社会、经济因素 政治、政策 地理障碍 制药产业的认知
个体和团体影响 （Individual and Group Influences） 来源于个人对疫苗和社会环境的感知	个人、家庭和社区人员的接种经验 健康和预防的信念、态度 知识和意识 健康系统以及提供者的信任感和个人经验 个体感知的风险和收益 免疫作为社会规范或者没必要；甚至有害的制度
疫苗特征 （Vaccine/Vaccination-Specific Issues） 包含与疫苗相关的各种因素	流行病学等科学论证的风险和收益 推广新疫苗 疫苗管理模式 疫苗项目的设计和配送模式、护理人员的推荐强度 疫苗供给的稳定性 疫苗规划、成本

资料来源：MacDonald N E. Vaccine Hesitancy：Definition，Scope and Determinants ［J］. Vaccine, 2015, 33（34）：4161-4164.

---

① 2011年10月，世界卫生组织欧洲疫苗沟通工作组在土耳其的伊斯坦布尔召开会议。

本书将以上疫苗犹豫的形成因素分为经济因素（如接种的搜寻成本、疫苗价格等）和有效性因素（如疫苗产生的不良反应、接种信心、接种自满、文化影响、个体和团体影响等）。有效性因素则是本书的主要研究对象。

二、消费者行为：参考点建立和更新行为以及社会化学习行为

在疫苗有效性不确定中，本节从两个维度考察消费者行为。其一，在多元信息（疫苗犹豫影响因素矩阵中的文化、个体、团体因素）的维度下，分析消费者参考点的建立和更新行为。如 Andrew Wakefield 在 1998 年出版的文献中曾经错误地宣布 MMR 三联疫苗与儿童自闭症（Autism）存在某种联系（Larson et al.，2011），尽管后期已经有充分的科学实验证明这一理论的错误性，但是其广泛存在于社交网络的误导信息和"反疫苗"谣言之中。这将影响消费者参考点的建立和更新，进而影响消费者的跨期接种与疫苗覆盖率。

其二，在单一信息（即疫苗本身有效性或者质量不确定性）的维度下，分析消费者社会化学习行为。参考点建立和更新是从短视决策视角，研究了接种犹豫与疫苗覆盖率不足之间的诱因机制。然而，单一的诱因机制分析尚未完全理清二者之间的多元化因果关系和演化规律（Salmon et al.，2015）。特别地，在社会化学习行为普遍存在（如同龄人信息交流、社会媒体以及第三方平台评论）的信息社会中，疫苗有效性本身的动态感知程度已经成为 44.8% 接种者最关心的问题（Papanastasiou and Savva，2017；WHO，2018a；Feldman et al.，2019；Salmon et al.，2015）。因此，通过社会化学习从策略决策视角考察疫苗有效性也是消费者采用的措施之一。

基于本章第二节和第三节的分析，余下各章结构安排如下：首先，当疫苗还未生产时，第四章立足于供给和需求两端分析疫苗短缺现象，考虑产出不确定性及其衍生的参考依赖偏好对制造商决策以及政府行为干预机制的影响。其次，当疫苗生产结束且供给充足时，第五章和第六章聚焦于需求端研究疫苗犹豫现象，

考虑不同类型的信息（多元和单一）及其衍生的认知因素，对消费者决策以及政府公共管理的影响。其中，第五章将在多元信息和非策略性行为下，分析参考点建立和更新如何影响个体两期决策，以及政府的信息引导机制；第六章将在单一信息和策略性决策行为下，分析社会化学习和网络外部性对个体两期决策以及政府经济干预机制的影响。

第四节　本章小结

本章首先从疫苗短缺和接种犹豫两方面分析了疫苗市场供求现状；其次通过诸多案例分析，从信息和行为因素深入剖析上述两方面的成因机制。其中，在产出不确定性和制造商行为（即参考依赖偏好）下研究疫苗短缺，在疫苗有效性不确定和消费者行为（参考点建立和更新、社会化学习）下研究接种犹豫。本章的研究为后文的模型建立和均衡分析提供了充分的研究动机和背景。

第四章　制造商参考依赖偏好下疫苗短缺及行为干预研究

第一节　引言

本章主要解决以下问题：参考依赖偏好（或行为）会影响疫苗供求和干预机制的设计吗？换句话说，考虑制造商的参考依赖偏好时，政府更倾向于设计何种干预机制？为了回答以上问题，本章构建一个涵盖个体、制造商和政府三方的多阶段静态决策模型。第一阶段，政府为实现社会福利最大化设计单边或双边干预机制；第二阶段，给定干预机制之后，具有参考依赖偏好的制造商按照最大化期望效用的准则同时决定疫苗价格和数量；第三阶段，理性个体（或消费者）基于干预机制和制造商决策决定是否接种疫苗。分析以上静态决策模型发现，参考依赖偏好导致了疫苗短缺。与此同时，不同程度的参考依赖偏好将所有干预机制分为仅需求端和仅供给端的单边干预机制、一般和特殊的双边干预机制，并对这些干预机制产生不同影响（见表4-1）。

表 4-1 参考依赖偏好对干预机制的影响

类型	社会福利最大化	积极影响	消极影响
需求端的单边干预机制	是	减少政府干预	无
供给端的单边干预机制	否	无	无
特殊的双边干预机制	是	实现预算中性	无
一般的双边干预机制	是	无	干预程度和结构的差异性

注:"无"是指参考依赖偏好未对干预机制产生影响。

积极影响是指在一定条件下,参考依赖偏好对部分干预机制(如需求端干预机制和特殊的双边干预机制)产生"一石二鸟"的理想效果:这一偏好不仅可以实现最大化社会福利和减少疫苗市场无效率的目的,而且在实际执行操作时满足更多的目标,即减少政府干预和实现预算中性。减少政府干预是指与双边干预机制改变两边决策行为不同,单边干预机制可以通过只改变一边的决策行为即可实现最大化社会福利的目的,缓解了协调疫苗市场的复杂性。预算中性是指用于支付干预疫苗市场的补贴和税收总和为零。

需求端的单边干预机制可以实现社会化最优水平和减少政府干预的双重目的。这与现有文献中单边机制低效率的结论截然相反,两方面的因素可以解释这一差异性。一方面是经济因素,即需求方补贴(或者税收)可以作为外在的干预机制影响疫苗需求,而且这一影响已经足够刺激(或惩罚)制造商优化疫苗投入量和价格,进而达到社会化最优水平。另一方面是行为或认知因素,即供给端内在的参考依赖偏好可以替代外在的供给干预机制(如征税或者补贴)。这是因为,当疫苗作为治疗传染性疾病的人道主义产品和挽救生命必需品时,具有参考依赖偏好的制造商更加关注供不应求产生的心理成本(也可以视为企业社会责任),进而相应地优化疫苗投入数量。

特殊的双边干预机制可以实现社会福利最大化和预算中性的双重目的。政府可以通过疫苗接种群体与具有参考依赖偏好制造商之间的转移支付,使疫苗投入量和价格达到社会化最优水平。另外,改善后的需求端单边干预机制可以通过接种人群与未接种人群之间的转移支付实现以上目的。因此，预算中性的设计者（如政府）可以灵活地使用以上两种干预机制实现社会福利最大化，而这种灵活性取决于政府重视不同群体效用（或消费者剩余）的相对大小，即未接种人群的消费者剩余与参考依赖偏好制造商的期望效用。

消极影响是指当最大化社会福利时，参考依赖偏好使一般双边干预机制更加复杂化，集中反映在干预程度和结构两个方面。干预程度是指用于协调疫苗市场的最优支付水平。通过对比不同情形下（即是否具有参考依赖偏好）的最优支付水平，本章发现参考依赖偏好引起一般的双边干预机制在程度方面存在显著的差异性，而忽视这一差异将导致补贴（或征税）的过度或不足。干预结构主要反映在干预机制的构成要素，包括补贴、税收和不干预。当不考虑参考依赖偏好时，干预结构由单一要素构成，即补贴；当考虑参考依赖偏好时，干预结构由多种要素构成，即补贴、征税以及不干预。显然，参考依赖偏好将引起一般的双边干预机制在结构方面存在显著的差异，而忽视这一差异性将导致"误用"补贴或征税。因此，参考依赖偏好引起干预机制在程度和结构方面的差异，导致以往干预机制存在低效率问题。

第二节　模型设置

在疫苗市场中，制造商具有参考依赖偏好并以自身效用最大化为目标，向固定规模人群提供特定疫苗。为了刻画疫苗市场参与者之间的相互影响，本章构建政府—制造商—个体（或消费者）的三阶段决策模型（见图4-1）。第一阶段，为了实现社会福利最大化和个体可持续健康，政府设计单边（仅需求端或仅供给端）或双边干预机制。第二阶段，参考依赖偏好的制造商同时决策疫苗价格和投入数量，并得出相应的生产成本。第三阶段，个体根据感染的可能性和疫苗价格决定是否接种疫苗，形成疫苗需求。第四阶段，疫苗生产后，市场实现均衡，最终覆盖率取决于疫苗产出和预订疫苗需求这二者中较小的数值。

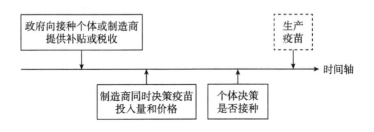

图 4-1　疫苗市场参与者决策流程

基于以上决策流程，本章在前三节中首先研究制造商和个体二者之间的相互影响行为，即构建无干预机制下的分散化决策系统；其次，第四节构建集中化决策系统，并求解社会福利最大化下的最优决策；最后，第五节引入干预机制研究政府的决策行为。

一、需求模型

通常，商品价格决定其需求量。然而，疫苗作为一种具有外部性的商品，其需求量还受到其他人群接种数量以及疾病感染可能性的影响（Mamani et al.，2012；Adida et al.，2013）。本节首先从流行病领域开始，分析不同人群感染疾病的可能性（即动态感染可能性，Dynamic Infection Probability），其次研究个体决策及相应的疫苗需求。

1. 动态感染可能性

动态感染可能性取决于感染模型和不同人群（Mamani et al.，2012）。典型的 SIR（Susceptible-infected-recovered）感染模型适用于考察特定规模下，不同人群（包括易受感染、已经感染以及康复人群）之间的相互影响。其中，整个

人群的感染概率 $r(f)$ 是接种人群 (f) 的函数（Mamani et al., 2012; Adida et al., 2013）：

$$r(f) = \begin{cases} 0, & f > F = \dfrac{R_0 - 1}{\phi R_0}, \\ 1 - \phi f - \dfrac{1}{R_0}, & \text{其他} \end{cases}$$

在这个等式中，整个人群感染概率取决于基本再生数与疫苗有效性（Vaccine Efficacy）。基本传染数或疾病再生数（Basic Reproduction Number，用 R_0 表示）是指在没有外力干预的情况下，一个患者平均可以传染给其他易感人群的数量是衡量病原体传染能力强弱的核心指标之一（马修·杰克逊，2019）。当 $R_0 < 1$ 时，疾病传染能力弱，无法形成大规模性流行病；当 $R_0 = 1$ 时，疾病传播是可控的，属于一种地方性疾病；当 $R_0 > 1$ 时，疾病传染能力强、传播迅速，极易形成大规模流行病。就目前掌握的疾病信息而言，埃博拉、MERS、H7N9 禽流感、肺结核、SARS、1918 年 H1N1 流感、季节性流感的 R_0 都大于 1 且依次递减。但是新型冠状病毒似乎比季节性流感等其他疾病更容易传播，其再生数 R_0 值为 2～2.5（樊纲，2020）。

接种疫苗阻断疾病传播路径，是降低人群感染可能性的常用预防性工具。ϕ 代表疫苗有效性，是衡量疫苗接种人群未被感染的主要指标。显然，ϕ 的值越大说明接种人群被感染的可能性越小，$\phi = 1$ 指完全有效疫苗。ϕ 和 R_0 共同决定关键疫苗接种比例（Critical Vaccination Fraction），$F = \dfrac{R_0 - 1}{\phi R_0}$，即群体免疫所需要的最低疫苗接种比例。当 $f > F$ 时，群体免疫可以避免整个人群感染疾病；当 $f \leqslant F$ 时，整个人群的感染概率则随着接种人数的增加而减少，即疫苗接种的外部性。剔除无经济学含义的情况，本章只考虑 $R_0 > 1$ 和 $\overline{F} = \min\{F, 1\}$。

基于标准的 SIR 感染模型，$P(f)$ 和 $p(f)$ 分别定义为接种和未接种人群的感染可能性，并且满足等式（Mamani et al., 2012; Adida et al., 2013）：

$$p(f) = \eta(1-\phi)r(f)$$

$$P(f) = \frac{r(f)-fp(f)}{1-f}$$

其中，η 是为满足 $p(f)$ 近似值而调整的常数。值得注意的是，根据 $r(f)$ 的定义，疫苗覆盖率超过关键比例（$f>F$）将形成群体免疫现象，即 $P(f)=p(f)=0$。所有的符号及其含义见附表4-1。

2. 个体接种决策和疫苗需求

本章考虑连续性非同质化个体，其异质性体现在直接和间接的相对感染成本（用 u 表示），如门诊就医和住院治疗（Arifoğlu et al.，2012）。个体绝对感染成本为 Lu，L 为常数且 u 在 [0，1] 内服从均匀分布。这种假设允许个体通过衡量疫苗接种成本与疾病感染损失之间的相对大小决定是否疫苗接种。具体而言，如果感染成本为 u 的个体愿意支付 W（即疫苗价格）接种疫苗，那么他（或她）感染疾病的可能性为 $p(f)$，期望副作用为 $W+Lup(f)$；相反，如果该个体倾向于拒绝疫苗，那么他（或她）感染疾病的概率为 $P(f)$，期望副作用为 $LuP(f)$。通过比较以上两种期望副作用，疫苗接种与否的无差异个体为 $\bar{u}$ 且满足 $W+L\bar{u}p(f)=L\bar{u}P(f)$。假设 $W=Lw$ 和 $f=1-\bar{u}$，则有 $w=(1-f)[P(f)-p(f)]$。借鉴 Mamani 等（2012）研究中的相关定义，即 $T(f)=\theta r(f)$ 和 $\theta=1-\eta(1-\phi)$，疫苗价格和覆盖率之间的关系如下：

$$w = (1-f)[p(f)-p(f)] = (1-f)\left[\frac{r(f)-fp(f)}{1-f}-p(f)\right] = r(f)-p(f)$$

$$=r(f)-\eta(1-\phi)r(f)=\theta r(f)=T(f)$$

$$w=r(f)-p(f)=T(f) \tag{4-1}$$

式（4-1）暗示了个体接种疫苗与否的决策取决于标准化的疫苗价格（w）和感染可能性的边际减少量 $r(f)-p(f)$。

本章采用类似于 Adida 等（2013）的模型，与 Arifoğlu 等（2012）、Arifoglu 和 Tang（2019）的模型存在一定差别，即不考虑疫苗产出不确定性对个体决策过程以及疫苗需求量的影响。一方面，本章中疫苗需求量是指疫苗生产之前的个体预订量（或者卫生机构代表接种人群预订疫苗），那么受未来生产过程不确定和个体认知能力有限的影响（Adida et al.，2013），疫苗市场参与者是无法准确知道疫苗的最终生产数量的；另一方面，相比生产后的疫苗可得性，理性个体在疫苗预订过程中对疫苗的价格更加敏感。

二、供给模型

本部分从供给方面首先研究产出不确定性和参考依赖偏好，其次将这两种影响因素引入制造商的期望效用并求得最优决策。

1. 产出不确定性

疫苗投入量与最终产出数量之间的不确定性是流感疫苗生产过程的主要特征，其来源于鸡蛋中病毒株的增长不稳定性以及细菌感染的可能性（Chick et al.，2008）。这一产出不确定性特征正好符合 Yano 和 Lee（1995）提及的"随机比例适用于随机环境性变动或差异引起物质产出损失的环境"。因此，本章假设随机产出比例 u_E 代表疫苗产出的不确定性，其在定义域 $[0, \overline{U}]$ 内概率密度为 $j(\cdot)$、分布函数为 $J(\cdot)$、互补分布函数为 $\overline{J}(\cdot)$、均值为 $E[u_E] = \mu$（Chick et al.，2008；Deo and Corbett，2009；Mamani et al.，2013）。此外，如果目标生产数量（或者疫苗投入量）定义为 q，那么疫苗最终获得数量为 $q_v = u_E q$。其中，这两个数量都是通过 L 标准化处理后的数值。

在疫苗生产之前，制造商同时决策疫苗价格和投入量，而单位疫苗的生产成本为 c。这种多维度的决策广泛应用于诸多具有不确定性的行业中，如医药、出版、服装等（Ramachandran et al.，2018）。在 Adida 等（2013）的模型中，制造商货币利润为：

$$\pi(q, w) = wg - cq$$

其中，$g = \min\{u_E q, f\}$。在这一表达式中，疫苗生产商以利润最大化为目标，尚未考虑产出不确定性带来的两种情况：供过于求和供不应求。值得注意的是，Chick 等（2008）在分散化决策中仅考虑供过于求而没有涉及供不应求的情况。

2. 参考依赖偏好

然而，正如本章引言中所述，并非所有疫苗制造商都以利润最大化为目标。在产出不确定性背景下，供过于求和供不应求这两种情况虽然客观上不会导致疫苗制造商遭受经济损失（Adida et al.，2013），但是主观上足以诱使制造商产生相应的心理成本，特别是在疫苗作为挽救生命的人道主义商品背景。本章将这两种情况产生的心理成本定义为损失规避偏好，并且将这种与生俱来的偏好作为衡量自身决策有效性的主要因素之一。因此，制造商效用可以分为两部分：一部分为涉及疫苗数量和疫苗覆盖率的货币利润，另一部分为涉及参考依赖偏好的可变心理成本。数学表达式为：

$$U(q,\ w)=wg-cq-\alpha\cdot\max(f-u_Eq,\ 0)-\beta\cdot\max(u_Eq-f,\ 0)$$

等式第三项和第四项代表参考依赖偏好产生的心理成本。非负参数 α（或 β）分别度量了供不应求和供过于求产生的单位心理成本。为方便下文的解释和说明，上述制造商效用还可以等量变换为：

$$U(q,\ w)=\begin{cases}U_-(q,\ w)=wu_Eq-cq-\alpha(f-u_Eq),\ u_Eq<f,\\ U_+(q,\ w)=wf-cq-\beta(u_Eq-f),\ u_Eq\geq f\end{cases}$$

具体而言，$u_Eq=f$ 意味着最终获取的疫苗数量等于疫苗覆盖率水平。此时，参考依赖产生的心理效用为零，也是疫苗制造商的参考点；$u_Eq<f$ 代表供不应求的情况，制造商将其比较于零参考点，产生 $\alpha(f-u_Eq)$ 单位的供不应求心理成本；类似地，$u_Eq>f$ 代表供过于求的情况，$\beta(u_Eq-f)$ 代表相应的供过于求心理成本。

三、分散化决策系统

基于分散化决策中的决策顺序，本章采用逆向归纳法刻画子博弈纳什均衡以及最优决策：在第一阶段，基于自身决策对疫苗生产数量和个体决策的影响，制造商以期望效用最大化为目标设置疫苗投入数量和价格；在第二阶段，个体依据疫苗价格以及感染概率决定是否接种疫苗。由于式（4-1）表示疫苗价格决定覆盖率，那么期望效用公式可以重新写成 q 和 f 的函数：

$$E[U(q, f)] = \int_0^{\frac{f}{q}} U_-(q, f) dJ(x) + \int_{\frac{f}{q}}^{\bar{U}} U_+(q, f) dJ(x)$$

$$= \underbrace{\int_0^{\frac{f}{q}} [T(f)xq - cq] dJ(x) + \int_{\frac{f}{q}}^{\bar{U}} [T(f)f - cq] dJ(x)}_{E[\pi(q, f)]} +$$

$$\underbrace{\alpha \int_0^{\frac{f}{q}} (xq - f) dJ(x) + \beta \int_{\frac{f}{q}}^{\bar{U}} (f - xq) dJ(x)}_{E[U_R(q, f)]} \tag{4-2}$$

在这个效用函数中，$dJ(x)$ 代表积分项，$E[\pi(q, f)]$ 指期望利润，而负数 $E[U_R(q, f)]$ 代表参考依赖产生的期望心理成本。这一公式表明：在给定疫苗需求量的条件下，增加疫苗投入量将减少供不应求期望心理成本以及增加供过于求期望心理成本。这也说明参考依赖偏好的制造商将通过衡量供过于求和供不应求这两种情况，达到最大化期望效用的目标。

1. 疫苗最优投入量

借鉴 Petruzzi 和 Dada（1999）中报童模型的求解方法，本部分采用两步求解参考依赖偏好制造商的决策问题。第一，任意外生给定小于关键比例的疫苗覆盖率，推导最优疫苗投入量 $q_D^*(f)$。第二，在最优疫苗投入量下，求解最优疫苗覆盖率。通过第一步的求解，可以得到以下引理。

引理 4.1　$E[U(q, f)]$ 对于任意 q 是凸函数。当最大化期望效用时，疫苗最优投入量 $\hat{q}_D$ 存在且唯一，满足：

$$\left[T(f) + \alpha + \beta\right] \int_0^{\frac{f}{q}} x dJ(x) = \beta\mu + c \tag{4-3}$$

此外，疫苗最优投入量 $\hat{q}_D(f)$ 是 α（或 β）的增函数（或减函数）。$q_D^*(f)$ 满足：

$$q_D^*(f) = \begin{cases} \hat{q}_D(f), & \text{if } [T(f)+\alpha]\mu \geq c, \\ 0, & \text{其他。} \end{cases}$$

引理 4.1 表明最优疫苗投入数量取决于经济因素（如产出不确定性、疫苗覆盖率）和认知因素（如参考依赖产生的心理成本）。式（4-3）左边代表边际收益，包括货币收入 $T(f)\int_0^q x\,dJ(x)$ 以及心理效用 $(\alpha+\beta)\int_0^q x\,dJ(x)$；右边代表边际成本，即货币成本 c 和心理效用 $\beta\mu$。其中，α（或 β）增加（或减少）疫苗最优投入数量。

2. 疫苗最优覆盖率

根据引理 4.1，式（4-2）中两个决策变量（q 和 f）可以转变为单一决策变量——疫苗覆盖率 f。求解该单一变量的目标函数，可以得到以下定理：

定理 4.1　给定分布函数 $J(z)$，如果 (α,β) 满足以下条件：

$$\left[c + \beta\mu - \frac{\alpha\int_0^z x\,dJ(x)}{\int_z^{\bar{U}} dJ(x)} \right] \times \left\{ 2\rho(z)\int_z^{\bar{U}} dJ(x) + \left[\int_0^z x\,dJ(x) + z\int_z^{\bar{U}} dJ(x) \right] \frac{d\rho(z)}{dz} \right\} \geq 0$$

其中，$\rho(z) = \dfrac{j(z)}{\int_z^{\bar{U}} dJ(x)}$ 是产出不确定性的故障率（Hazard Rate）。那么，在定义域 $\left(0,\ \bar{F} - \dfrac{c}{\mu\theta\phi} + \dfrac{\alpha}{\theta\phi} \right)$ 内，当 $\bar{F} - \dfrac{c}{\mu\theta\phi} + \dfrac{\alpha}{\theta\phi} \geq 0$ 时，唯一的最优疫苗覆盖率 f_D^* 满足 $\dfrac{dE[U(q_D^*(f),f)]}{df} = 0$；否则，$f_D^* = 0$。相应地，分散决策化系统中疫苗价格和投入量的最优值分别为 $w_D = \theta r(f_D^*)$ 和 $q_D^* = q(f_D^*)$。

定理 4.1 说明，给定产出不确定，总是存在参考依赖偏好满足一定条件的制造商进入疫苗市场，并决定最优疫苗价格和疫苗投入量。这个定理拓展了 Adida 等（2013）研究：只有当 $2\rho(z)\int_z^{\bar{U}} dJ(x) + \left[\int_0^z x\,dJ(x) + z\int_z^{\bar{U}} dJ(x) \right] \frac{d\rho(z)}{dz} \geq 0$ 时，

利润驱动的制造商才进入疫苗市场。实际中，本章模型说明制造商是否进入疫苗市场主要取决于两方面因素：产出不确定性 $\left\{ 2\rho(z) \int_z^{\bar{U}} dJ(x) + \left[\int_0^z x dJ(x) + \right. \right.$

$\left. \left. z \int_z^{\bar{U}} dJ(x) \right] \dfrac{d\rho(z)}{dz} \right\}$ 以及制造商的参考依赖偏好 $\left[c + \beta\mu - \dfrac{\alpha \int_0^z x dJ(x)}{\int_z^{\bar{U}} dJ(x)} \right]$。具体

而言，即使产出不确定性满足 $2\rho(z) \int_z^{\bar{U}} dJ(x) + \left[\int_0^z x dJ(x) + z \int_z^{\bar{U}} dJ(x) \right] \dfrac{d\rho(z)}{dz} < 0$

的条件，参考依赖偏好满足 $c + \beta\mu < \dfrac{\alpha \int_0^z x dJ(x)}{\int_z^{\bar{U}} dJ(x)}$ 的制造商也可能进入疫苗市场，

而不是 Adida 等（2013）的结论——直接退出疫苗市场。这是由于制造商供不应求引起的心理成本远大于生产成本和供过于求的心理成本（如具有一定社会企业责任的制造商），促使其进入疫苗市场。

四、集中化决策系统

参考依赖偏好制造商在分散化决策下的最优疫苗投入量和覆盖率是否可以达到社会福利最大化下的最优水平，是评估分散化决策系统效率的标准之一。为此，本部分首先刻画社会福利函数，并求得社会福利最大化下的最优疫苗投入量和覆盖率；其次将其与分散化系统下的最优水平相对比，评估分散化系统的绩效。

1. 社会福利函数

疫苗市场的社会福利函数主要包括制造商的生产者剩余、消费者剩余（接种和未接种个体）以及其他剩余（Adida et al. , 2013）。

（1）制造商的生产者剩余即分散系统下疫苗生产商的期望效用。其中，疫苗投入量为 q，接种人群的比例为 $g = \min\{u_E q, f\}$，即：

制造商的生产者剩余 $=\sigma_M=wg-cq-\alpha \cdot \max(f-u_Eq,\ 0)-\beta \cdot \max(u_Eq-f,\ 0)$

（2）接种个体的消费者剩余是指自己接种和拒绝疫苗的成本之差。如果自己以 wg 单位成本接种疫苗，那么他们被感染的概率降低为 $p(g)$，并且产生的总成本为 $\int_{1-g}^{1} xp(g)dx + wg$。反之，如果这些个体拒绝接种疫苗，那么整个人群中接种疫苗的比例为零，产生的总成本为 $\int_{1-g}^{1} xr(0)dx$。因此，计算以上两个成本之差可以得到：

接种个体的消费者剩余 $=\sigma_V = \int_{1-g}^{1} xr(0)dx - \left[\int_{1-g}^{1} xp(g)dx + wg \right]$

（3）未接种个体的消费者剩余取决于他们自己的选择，受疫苗外部性的影响，未接种个体的消费者剩余取决于剩余个体的决策。也就是说，当剩余个体选择接种疫苗时，每个未接种个体 $u\epsilon(0,\ 1-g)$ 被感染的概率为 $P(g)$。然而，当剩余个体选择拒绝疫苗时，这些未接种个体被感染的概率为 $r(0)$。计算这两个选项产生的总成本为：

未接种个体的消费者剩余 $=\sigma_N = \int_{0}^{1-g} x(r(0) - P(g))dx$

（4）其他剩余包含两方面的间接因素：社会的间接成本和人群的间接影响。第一个因素是负值，$-\lambda r(g)$ 代表感染群体引起的社会损失，如工作延迟和公共健康系统负担（Chick et al.，2008；Adida et al.，2013）。第二个因素是正值，刻画了供不应求和供过于求这两方面对整个人群的间接影响（即正外部性）。一方面，供不应求（或疫苗短缺）诱使整个人群积极接种疫苗（Arifoğlu et al.，2012），减少疫苗犹豫下延迟决策产生的等待时间（MacDonald，2015）。采用类似 Tereyagoglu 和 Veeraraghavan（2012）的方法，我们定义供不应求提升的剩余为 $\tau \cdot \max(f-u_Eq,\ 0)$，其中，$\tau$ 反映了供不应求产生的每单位收益，而 $\max(f-u_Eq,\ 0)$ 刻画相应的数量。另一方面，供过于求可以避免货物短缺，同时暗示了疫苗有效性高（这也是制造商生产如此多疫苗的理由）

（Balakrishnan et al.，2004）有利于增强疫苗信心、减少感染病恐惧（MacDonald，2015）。我们定义供过于求增加的剩余为 $\varphi \cdot \max(u_E q-f,\ 0)$，其中，$\varphi$ 反映了供过于求产生的单位收益，$\max(u_E q-f,\ 0)$ 表示相应的数量。值得注意的是，正的其他剩余是为了描述整个人群的行为，而不仅是接种或者未接种人群，这一剩余将在分散化系统的个体效用中相互抵消。计算以上两方面的间接因素：

其他剩余 $=\sigma_s=-\lambda r(g)+\tau \cdot \max(f-u_E q,\ 0)+\varphi \cdot \max(u_E q-f,\ 0)$

最后，加总以上四个部分，我们可以得到标准化的社会福利：

$$社会福利 =\sigma_M+\sigma_V+\sigma_N+\sigma_s = \frac{r(0)}{2}-\frac{(1-g)r(g)+gp(g)}{2}-\lambda r(g)-cq+$$

$$(\tau-\alpha) \cdot \max(f-u_E q,\ 0)+(\varphi-\beta) \cdot \max(u_E q-f,\ 0)$$

如前文所述，$g=\min\{u_E q,\ f\}$ 刻画了整个人群中最终疫苗接种比例。为了比较不同干预机制之间的差异以及拓展以往关于干预机制的结论，本部分通过假设 $\tau=\alpha$ 和 $\varphi=\beta$ 将 Adida 等（2013）研究中的最优解定义为基准水平。显然，如果 τ 和 φ 符合其他条件，本节的主要结论也是成立的（证明请见第四章附录 B）。

2. 社会福利下的最优决策

最大化社会福利可以得到与 Adida 等（2013）研究中类似的最优解。

定理 4.2　假设 q^* 和 f^* 为社会最优疫苗投入量和最优覆盖率，它们满足以下要求：

$$q^* = \begin{cases} \hat{q}^*, & \text{if } c \leqslant \mu\left(\phi\lambda+\dfrac{\phi+T(0)}{2}\right) \\ 0, & \text{其他} \end{cases} \quad \text{和 } f^* = \min\{\overline{F},\ \overline{U}q^*\} \tag{4-4}$$

其中，$\hat{q}^*$ 是以下等式的唯一解：

$$\frac{1}{2}\int_0^{\frac{\overline{F}}{q}}\left[(2\lambda+1)\phi+T(xq)+xqT'(xq)\right]xdJ(x)-c=0。\tag{4-5}$$

正如定理4.2所示，疫苗生产数量受到生产成本和社会成本的影响，而疫苗最终覆盖率则是关键疫苗比例和获得疫苗数量这两者中较小的数值。比较分散化决策以及社会福利最优下的最优解，可以得到以下命题：

命题4.1　在疫苗市场中，分散化系统中参考依赖制造商决策的最优疫苗价格和投入量达不到社会福利最大化的最优水平。

命题4.1说明分散化决策在疫苗价格和投入量这两方面是无效的，其源于不一致的参与者动机：疫苗制造商的目标是最大化期望效用，而政府追求社会福利最大化。命题4.1证明过程中的两种情况可以说明这一结论：当 $f^* = \overline{F} < \overline{U}q^*$ 以及制造商选择社会福利最优下的投入量和覆盖率时，参考依赖偏好将导致冲突条件的出现；当 $f^* = \overline{U}q^* < \overline{F}$ 时，分散化系统中疫苗最优覆盖率总是低于集中化系统，其原因是制造商最大化期望效用的过程中忽视了其他剩余。

五、政府干预机制

到目前为止，疫苗市场的机制设计研究主要集中于需求端和供给端干预两个方面（Brito et al., 1991; Mamani et al., 2012; Adida et al., 2013）。需求端干预即为理性个体提供 s 单位的购买补贴降低疫苗价格，提高疫苗覆盖率；供给端干预即为疫苗制造商提供 e 单位的成本补贴承担部分生产成本，提高疫苗投入量。具体而言，$s=0$ 和 $e=0$ 表示没有干预机制的传统自由市场；$s \neq 0$ 和 $e \neq 0$ 意味着补贴或者税收作为经济干预机制协调疫苗市场。也就是说，$s>0$ 和 $e>0$ 分别代表销售补贴（通过销售折扣奖励接种人群）和成本补贴（政府分担参考依赖厂商的生产成本，如原材料）；$s<0$ 和 $e<0$ 分别反映销售税收（向接种人群增加税收）和成本税收（如环境污染税）。另外，本部分假设成本补贴（e）低于生产成本，否则机制设计者（如政府）将自己生产疫苗。

本部分引入政府干预机制后，市场参与者的决策流程见图4-1。首先，在疫苗生产之前，政府首先公布干预机制 $M = (s, e)$；其次，基于供给端干预机制

e，参考依赖制造商同时决策疫苗投入量和价格；最后，理性个体依据感染概率和疫苗价格以及补贴 s 决定是否接种疫苗。

给定政府干预机制下，参考依赖偏好制造商的期望效用为：

$$E^M[U(q, f)] = \int_0^{\frac{f}{q}}[T(f) + s(f)]xqdJ(x) + \int_{\frac{f}{q}}^{\overline{U}}[T(f) + s(f)]fdJ(x) - (c - e)q$$

$$+ \alpha\int_0^{\frac{f}{q}}(xq - f)dJ(x) + \beta\int_{\frac{f}{q}}^{\overline{U}}(f - xq)dJ(x)$$

为了使制造商的决策达到社会福利下的最大化水平（即定理 4.2），定理 4.3 刻画了相应的政府干预机制。

定理 4.3 给定式（4-4）和式（4-5）中最优化疫苗投入量和覆盖率（f^* 和 q^*），供给和需求端的干预机制满足：

$$e^{(\alpha, \beta)} = \begin{cases} c - [T(f^*) + s(f^*)]\int_0^{\frac{f^*}{q^*}}xdJ(x) + \psi(\alpha, \beta), & q^* > 0 \\ 0, & q^* = 0 \end{cases} \quad (4-6)$$

和

$$s^{(\alpha,\beta)}(f) = \begin{cases} \theta f + \alpha N(f), & \text{if } 0 \leq f < f^* \\ \theta f^* + \alpha N(f^*), & \text{if } f^* \leq f < \overline{F} \\ -\beta, & \text{if } \overline{F} \leq f \leq 1 \end{cases} \quad (4-7)$$

在这些机制中，$\psi(\alpha, \beta) = \beta\int_{\frac{f^*}{q^*}}^{\overline{U}}xdJ(x) - \alpha\int_0^{\frac{f^*}{q^*}}xdJ(x)$ 和 $(f) = \dfrac{J\left(\dfrac{f}{q^*}\right)}{\overline{J}\left(\dfrac{f}{q^*}\right) - \Delta}$，$\Delta$ 是常数且在 $0 \leq f \leq \overline{F}$ 下满足 $s^{(\alpha,\beta)}(f) > 0$。

定理 4.3 说明这些干预机制包含两部分：经济因素（生产成本、需求数量）和认知因素（参考依赖偏好）。经济因素表现为需求端干预机制中的 $c - [T(f^*) + s(f^*)]\int_0^{\frac{f^*}{q^*}}xdJ(x)$ 以及供给端干预机制中的 θf 和 θf^*；认知因素表现为需求干预

机制中的 $\psi(\alpha, \beta)$ 以及供给干预机制中的 $\alpha N(f)$、$\alpha N(f^*)$ 和$-\beta$。这两部分有助于解释后文中参考依赖偏好产生的积极影响和消极影响。

第三节 参考依赖偏好对行为干预机制的积极影响

基于定理 4.3 阐述的供给端和需求端干预机制，本节发现参考依赖偏好对干预机制产生的积极影响。一方面，参考依赖偏好将所有干预机制分为单边和双边两种类型，并且从社会福利最大化角度考察其有效性；另一方面，除了最大化社会福利之外，参考依赖偏好也有助于部分干预机制实现其他多样化目标。

为了便于下文分析，本节规定部分符号及其含义。单边行为干预机制包括供给端干预 $M^S = (0, e^{(\alpha,\beta)})$ 和需求端干预 $M^D = (s^{(\alpha,\beta)}(f), 0)$；双边行为干预机制 $M^{DS} = (s^{(\alpha,\beta)}(f), e^{(\alpha,\beta)})$ 包括特殊$(B^{TM}(\alpha, \beta) = 0)$和一般$(B^{TM}(\alpha, \beta) \neq 0)$两种类型。

一、干预机制有效性分析

命题 4.2 考察了单边和双边干预机制的有效性：

给定满足式（4-6）和式（4-7）的干预机制，那么其有效性为：

当 $\psi(\alpha, \beta) = -e^{(0,0)}$ 时，$M^D = (s^{(\alpha,\beta)}(f), 0)$ 是仅需求端的单边干预机制，可以调整参考依赖偏好制造商的决策并达到社会最优水平；当 $\psi(\alpha, \beta) \neq -e^{(0,0)}$ 时，$M^{DS} = (s^{(\alpha,\beta)}(f), e^{(\alpha,\beta)})$ 是双边干预机制，同样可以实现以上目的。其他单边干预机制则无法实现这一目的，如 $M^S = (0, e^{(\alpha,\beta)})$。

命题 4.2 依次分析了单边和双边干预机制的可行性。第一，供给端的单边干预机制 $M^S = (0, e^{(\alpha,\beta)})$ 无法协调疫苗市场实现社会福利最大化。尽管成本补贴鼓励疫苗制造商提高疫苗投入量，但是受疫苗外部性的影响，消费者未能购买产出的全部疫苗。因此，疫苗覆盖率无法达到社会最优化水平。这与 Chick 等

（2008）结论的不同之处在于：本章模型中疫苗需求是个体内生决策的结果，而不是政府外生给定的。另外，关于 $M^S = (0, e^{(\alpha,\beta)})$ 的不可行性分析间接地说明：为了实现最优的疫苗覆盖率，需求干预机制是至关重要的，特别是当个体内生决策是否接种疫苗时。

第二，当制造商的参考依赖偏好满足 $\psi(\alpha, \beta) = -e^{(0,0)}$ 时，需求端的单边干预机制 $M^D = [s^{(\alpha,\beta)}(f), 0]$ 可以实现社会最优水平。由于 $s^{(\alpha,\beta)}(f)$ 可能是正值或负值，本节从两方面阐述这一结论：①当 $0 \leq f < \overline{F}$ 时，正数 $s^{(\alpha,\beta)}(f)$ 表明向接种人群提供相应数量的补贴。这些补贴增加个体购买意愿并刺激疫苗需求量，提高了制造商的疫苗投入量。除了经济因素以外，疫苗属性以及参考依赖偏好也是影响制造商决策的重要因素。具体而言，当疫苗作为一种挽救生命的人道主义产品时，内在的参考依赖偏好（满足 $\psi(\alpha, \beta) = -e^{(0,0)}$）可以替代外在的经济干预（如供给端的补贴和税收）促使制造商关注消费者福利，实现社会化最优水平。例如，葛兰素史克自愿增加发展中国家的疫苗产量，提高疫苗可得性和消费者的社会福利（GSK，2016），尽管广阔的市场和未来巨大的利润也可能是这些行为的动机之一。②当 $\overline{F} \leq f < 1$ 时，负数 $s^{(\alpha,\beta)}(f) < 0$ 意味着向接种人群征税。这种干预机制减少了疫苗需求，增加了供过于求的可能性和心理成本，使制造商自愿调整疫苗投入量到社会最优化水平。

第三，当制造商的参考依赖偏好满足 $\psi(\alpha, \beta) \neq -e^{(0,0)}$ 时，双边干预机制 $M^{DS} = (s, e)$ 可以实现社会最优化水平。例如，2014 年 11 月 3 日，WHO 总干事陈冯富珍公开宣称：制造商未及时投资于埃博拉疫苗市场导致疫苗短缺和巨大经济损失（WHO，2019c）。因此，政府和 WHO 等相关组织需要采用双边干预机制协调疫苗市场，即资助制造商提高疫苗供给，同时补贴接种疫苗的个体。

以上三种类型干预机制的分析说明：$M^S = (0, e^{(\alpha,\beta)})$ 不能协调疫苗市场，而 $M^D = [s^{(\alpha,\beta)}(f), 0]$ 和 $M^{DS} = [s^{(\alpha,\beta)}(f), e^{(\alpha,\beta)}]$ 可以实现这一目的。为了简化分析，下文主要研究的需求端单边机制即为 $M^D = [s^{(\alpha,\beta)}(f), 0]$。

二、参考依赖偏好有助于干预机制实现多样化目标

在以上可行性分析中，参考依赖偏好涵盖了所有供过于求和供不应求的心理成本。因此，能否（或者在什么样的条件下）设计既满足最大化社会福利又满足其他目的的干预机制？

这一问题的答案是肯定的。一般而言，政府主要关心两个目标：减少政府干预和财政预算中性。第一个目标是指，当单边机制（即个体或制造商）与双边机制都可以协调无效率的疫苗市场时，政府倾向于采用单边而不是双边干预机制。这是因为前者只需要改变一边的决策行为，而后者需要改变双边的决策行为。第二个目标是指，用于协调疫苗市场的所有支付水平（包括税收和补贴）总额为零。

1. 减少政府干预

命题4.3　考察了不同的干预机制在减少政府干预方面的绩效：

（减少政府干预）如果干预机制满足式（4-6）和式（4-7），那么 $M^D = [s^{(\alpha,\beta)}(f), 0]$ 和 $M^{DS} = [s^{(\alpha,\beta)}(f), e^{(\alpha,\beta)}]$ 都可以优化参考依赖偏好制造商的决策，并且前者满足减少政府干预的目标。

命题4.3表明政府倾向于采用单边而不是双边的行为干预机制。这是因为前者只需要改变需求端的决策就可以实现社会福利最大化的目标，而后者需要同时调整供求双方的决策。

2. 财政预算中性

除了减少政府干预以外，财政预算中性也是设计协调机制的目标之一。定义政府预算为干预机制下用于补贴和税收的总支出水平，即：

$$B(\alpha, \beta) = q^* \times e^{(\alpha,\beta)} + f^* \times s^{(\alpha,\beta)}(f)$$

其中，$q^* \times e^{(\alpha,\beta)}$ 代表政府用于制造商的支出，包含补贴和税收；$f^* \times s^{(\alpha,\beta)}(f)$ 代表政府用于个体的支出。如果定义单边（或双边）机制的预算为 $B^{OM}(\alpha,$

β)（或 $B^{TM}(\alpha, \beta)$），那么有以下命题：

命题 4.4（财政预算中性） 给定单边机制 $M^D = [s^{(\alpha,\beta)}(f), 0]$ 和双边机制 $M^{DS} = [s^{(\alpha,\beta)}(f), e^{(\alpha,\beta)}]$，前者无法实现预算中性（即 $B^{OM}(\alpha, \beta) \neq 0$），而后者在 $B^{TM}(\alpha, \beta) = 0$ 的条件下可以实现。

直觉上，单边干预机制是无法实现事前预算中性的。例如，补贴接种人群将导致预算赤字，征税接种人群将带来预算盈余。然而，在异质化的干预结构背景下，双边机制可以实现事前财政预算中性。具体而言，根据不同的疫苗覆盖率，政府可以选择"恰当"的参考依赖偏好制造商满足 $B^{TM}(\alpha, \beta) = 0$：当疫苗覆盖率不足（$0 \leqslant f < \overline{F}$）时，补贴奖励接种人群，相应地通过征税惩罚参考依赖偏好满足 $B^{TM}(\alpha, \beta) = q^* \times e^{(\alpha,\beta)} + f^* \times \min\{s^{(\alpha,\beta)}(f), s^{(\alpha,\beta)}(f^*)\} = 0$ 的制造商；而当疫苗覆盖率超过群体免疫水平（$\overline{F} \leqslant f \leqslant 1$）时，征税惩罚接种人群，相应地通过补贴奖励参考依赖偏好满足 $B^{TM}(\alpha, \beta) = q^* \times e^{(\alpha,\beta)} + f^* \times (-\beta) = 0$ 的制造商。

在实际操作中，政府广泛使用单边干预机制实现财政预算中性，这是因为完善（或修正）的单边干预机制可以实现财政预算收支平衡。具体而言，在协调机制 $[s^{(\alpha,\beta)}(f), e^{(\alpha,\beta)}]$ 之前，政府向整个人群提供（或征收）额外的补贴（或税收）$t > 0$（或 $t < 0$），如图 4-2 所示。

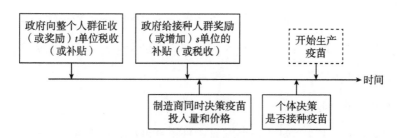

图 4-2 财政预算下疫苗市场参与者决策流程

幸运的是，增加决策以及修改流程并没有改变之前单边干预机制中参与者的决策行为。其原因是增加的额外补贴（或税收）是针对整个人群的，而不仅是针对接种人群或未接种人群。更为重要的是，这些额外的补贴（或税收）只是用于提高疫苗覆盖率达到社会最优化水平，并没有改变参考依赖偏好制造商的决策。

命题4.5（完善型单边干预机制）　假设单边干预机制满足 $\psi(\alpha, \beta)+e^{(0,0)}=0$，如果 $t=-s^{(\alpha,\beta)}(f)f^*$，那么完善的单边干预机制 $M_t^D=[t, s^{(\alpha,\beta)}(f), 0]$ 可以实现财政预算中性。

命题4.5说明政府在一定条件下设计两个相反策略，有助于同时实现预算中性和单边干预机制。首先，向所有人群征税，即 $t=-s^{(\alpha,\beta)}(f)f^*<0$；其次，只向接种人群提供补贴（Arifoglu and Tang，2019）。这意味着同时向接种人群征税和补贴，而仅向未接种人群进行征税，这种相反的策略印证了之前文献中"胡萝卜加大棒"的方法（Brito et al.，1991；Mamani et al.，2012）。

基于以上分析，双边干预机制和完善的单边干预机制可以实现事前预算中性，并且有两个重要的影响。第一，预算中性弥补了 Adida 等（2013）研究的不足，即实现社会最优化水平的两个机制是事前预算赤字的。第二，这两个机制为政府提供了如下的启示：

命题4.6（可供选择的干预机制）　给定完善的单边干预机制 $M_t^D=[t, s^{(\alpha,\beta)}(f), 0]$ 满足 $\psi(\alpha, \beta)+e^{(0,0)}=0$ 和 $t=-s^{(\alpha,\beta)}(f)f^*$，以及双边干预机制 $M^{DS}=[s^{(\alpha,\beta)}(f), e^{(\alpha,\beta)}]$ 满足 $\psi(\alpha, \beta)+e^{(0,0)}\neq0$ 和 $B^{TM}(\alpha, \beta)=0$。政府可以灵活地在疫苗制造商和未接种人群之间进行任意的社会福利分配，进而实现财政预算中性。

命题4.6表明政府可以选择双边干预机制和完善的单边干预机制（更为准确地说是，t 和（α, β）之间的谨慎选择），并且实现事前预算中性。这一权衡取决于政府对两方面的重视程度：未接种人群的消费者剩余和参考依赖制造商的期望效用。如果政府采用改善的单边干预机制，即向未接种人群征税，那么参考依赖偏好制造商的期望效用将不受到经济方面的直接影响。反之，如果政府采用双边干预机制，即征税于参考依赖制造商将直接影响其期望效用，但未接种人群的消费者剩余将不受到经济方面的直接影响。

第四节　参考依赖偏好对行为干预机制的消极影响

任何事物都有两面性。本章第三节阐述了特定条件下，参考依赖偏好对部分干预机制产生的积极影响。本节将在考虑符合 $\psi(\alpha, \beta) \neq -e^{(0,0)}$ 和 $B^{OM}(\alpha, \beta) \neq 0$ 条件的参考依赖偏好，研究其对一般的双边干预机制产生的消极影响。

在一般双边干预机制中，即式（4-6）和式（4-7），假设 $\alpha = 0$ 和 $\beta = 0$ 的特例正是 Adida 等（2013）提及的两个机制。相对于这一特例机制而言（更准确地说是，不考虑参考依赖偏好下的干预机制），命题 4.7 可以得到参考依赖偏好对一般双边干预机制的消极影响。

命题 4.7　满足式（4-6）和式（4-7）的新干预机制与之前仅含有补贴的旧机制（即 $\alpha = 0$ 和 $\beta = 0$）之间存在差异：

（1）在需求方面，该差异取决于疫苗覆盖率，即：

$$s^{(\alpha,\beta)}(f) - s^{(0,0)}(f) = \begin{cases} \alpha N(f), & 0 \leq f < f^* \\ \alpha N(f^*), & f^* \leq f < \overline{F} \\ -\beta, & \overline{F} \leq f \leq 1 \end{cases}$$

（2）在供给方面，该差异可以写成：$e^{(\alpha,\beta)} - e^{(0,0)} = \psi(\alpha, \beta)$。

命题 4.7 表明参考依赖偏好引起的消极影响（即新旧干预机制之间的差异），这使一般的双边干预机制更加复杂化，而这种复杂性集中反映在两个方面：干预程度和干预结构。

一、参考依赖偏好使一般的双边机制在干预程度上更具有复杂性

干预程度是指，为实现社会福利最大化而支付给供求双方的最优水平（更加准确地说是，征税和补贴的最优水平）。参考依赖偏好可能引起新旧干预机制在

干预程度方面存在一定差异，而忽视这种差异将导致征税和补贴的使用过度或不足。下文将分别从供给和需求两方面进行阐述。

1. 供给端干预机制分析

在供给干预机制中，命题4.7中$\psi(\alpha, \beta)$反映了干预程度的差异，即参考依赖偏好引起最优支付水平的变动。在图4-3中，虚线和实线之间的区域（ⅰ）和（ⅲ）分别反映了$\psi(\alpha, \beta)>0$和$-e^{(0,0)}<\psi(\alpha, \beta)<0$的情况，忽视这些差异将导致补贴的使用过度和使用不足，表明旧干预机制无法完全解决产出不确定引起的市场无效率问题。

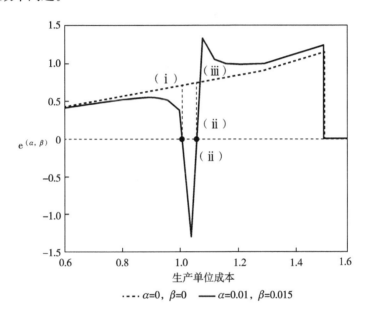

图4-3 供给干预机制

注：相关参数的取值及其来源，见第四章附录C。

2. 需求端干预机制分析

在阐述干预程度的差异性之前，本部分分析需求干预机制的异质性。

首先，当$0 \leqslant f < f^*$时，疫苗外部性导致疫苗覆盖率在分散化系统小于集中化系统。为了弥补这一差距，基于接种人群数量的补贴可以鼓励更多个体接种疫

苗，即 $s^{(\alpha,\beta)}(f) = \theta f + \alpha N(f)$。在图 4-4 中，$0 \leqslant f < \overline{F}$（或图 4-5 中 $0 \leqslant f < \overline{U}q^*$）区域内的实线刻画了疫苗覆盖率达到最优水平所需的异质化补贴。

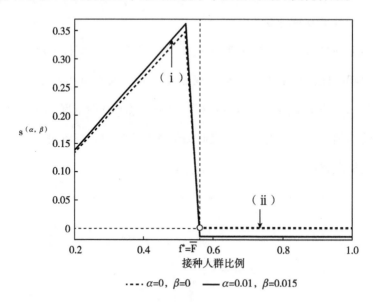

图 4-4　$f^* = \overline{F}$ 条件下需求干预机制

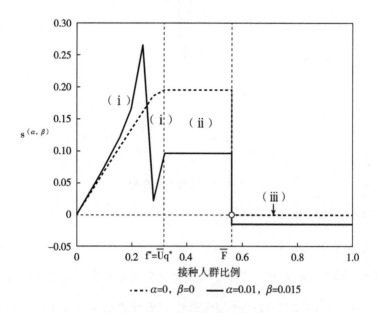

图 4-5　$f^* = \overline{U}q^*$ 条件下需求干预机制

其次，当 $f^* \leqslant f < \overline{F}$ 时，分散化系统下的疫苗覆盖率处于社会最优水平（f^*）与群体免疫水平之间（$\overline{F}$），即图 4-5 中 $\left[\underline{U}q^*, \overline{F}\right)$ 区域内的实线表示需求方补贴。这一区域是政府期望的理想水平，因为额外补贴单个个体增加的社会福利低于相应的社会成本增加量。因此，政府不需要在 $\left[f^*, \overline{F}\right)$ 的范围内增加额外的补贴，只需要维持 $\theta f^* + \alpha N(f^*)$ 单位的补贴即可。

最后，当 $\overline{F} \leqslant f \leqslant 1$ 时，分散化决策系统中的疫苗覆盖率超过了群体免疫水平。在这种情况下，为了最大化期望效用，参考依赖偏好制造商诱导低感染成本的个体接种疫苗而提高疫苗覆盖率水平，最终减少供过于求的心理成本（即定理 4.3 证明过程中的 $\beta \overline{J}\left(\dfrac{f}{q^*}\right)$）。然而，这一诱导性行为将导致次优的均衡结果：生产和接种超过群体免疫水平的疫苗将减少社会福利。正因为如此，政府应该通过征税等干预机制增加接种疫苗成本（如 $s^{(\alpha,\beta)}(f) = -\beta$），阻止制造商的诱导性行为，即图 4-4 和图 4-5 中 $\overline{F} \leqslant f \leqslant 1$ 区域内的实线代表了政府征税。Arifoglu 和 Tang（2019）发现征税可以阻止低感染群体的疫苗搜寻行为，有助于高感染群体获得有限的疫苗。显然，这种税收阻止的是个人（即消费者）行为，而不是本章模型中制造商行为。

基于以上分析，命题 4.7 阐述了干预程度的差异性。在需求干预机制中，当 $0 \leqslant f < f^*$ 或 $f^* \leqslant f < \overline{F}$ 时，命题 4.7（1）中销售补贴的差异性体现为产出不确定性以及供不应求的心理成本 $\alpha N(f)$ 或 $\alpha N(f^*)$。同样地，当 $\overline{F} \leqslant f \leqslant 1$ 时，供过于求的心理成本（即 β）代表销售税收的差异。图 4-4 和图 4-5 中实线和虚线之间的间距反映了这两种差异，即干预程度的差异。当政府忽视这种差异时，疫苗覆盖率无法达到社会最优水平。以图 4-5 中 $0 \leqslant f < \overline{F}$ 的区域为例，相对于实线（考虑参考依赖偏好）而言，虚线（不考虑参考依赖偏好，即 $\alpha = 0$ 和 $\beta = 0$ 的特例）刻画的最优补贴水平代表干预不足或者干预过度，这也说明旧干预机制无法完全缓减外部性引起的市场无效率。

二、参考依赖偏好使一般的双边机制在干预结构上更具有复杂性

干预结构是指用于协调疫苗市场的最优支付水平可能是正的（补贴）、零（不干预）、负的（税收）。参考依赖偏好引起供给端和需求端干预机制在干预结构方面存在差异性。

1. 供给端干预机制分析

当比较定理4.3中 $e^{(\alpha,\beta)}$ 和 $e^{(0,0)}$ （或观察图4-4的实线和虚线）时，二者之间存在一定的差异：前者是异质化结构，其由补贴（$e^{(\alpha,\beta)}>0$）、税收（$e^{(\alpha,\beta)}<0$）和不干预（$e^{(\alpha,\beta)}=0$）构成；后者是同质化结构，其仅由补贴（$e^{(0,0)}>0$）构成。这一异质性依赖于经济和行为因素的相互作用，即命题4.7中的 $\psi(\alpha,\beta)$。在式（4-6）中，每单位的收入（即 $[T(f^*)+s(f^*)]\int_0^{q^*} x dJ(x)$）和供不应求的心理成本（即 $\alpha\int_0^{q^*} x dJ(x)$）降低了供给干预机制的支付水平（即 $e^{(\alpha,\beta)}$）；相反，生产成本（c）和供过于求的心理成本（即 $\beta\int_{q^*}^{\bar{U}} x dJ(x)$）提高这一支付水平。

更为重要的是，补贴和税收作为干预机制中两个主要的构成部分，却存在相反的作用，即忽视参考依赖偏好将导致干预机制的误用。图4-3中区域（ii）的虚线和实线分别刻画了成本补贴和征税。前者是用于提高参考依赖偏好制造商的疫苗投入量，而后者是用于减少无参考依赖偏好制造商的疫苗投入量。当政府忽视参考依赖偏好以及随之而来的不同干预结构时，政府将通过成本补贴错误地奖励参考依赖偏好的厂商（$\alpha=0.01$ 和 $\beta=0.015$）来提高疫苗投入量。实际上，政府应该向参考依赖偏好制造商征税，进而减少疫苗投入量。

2. 需求端干预机制分析

在定理4.3中，参考依赖偏好引起 $s^{(\alpha,\beta)}(f)$ 和 $s^{(0,0)}(f)$ 在结构方面的差异：$s^{(\alpha,\beta)}(f)$ 是异质化结构，包括补贴（当 $0\leqslant f<\bar{F}$ 时，$s^{(\alpha,\beta)}(f)>0$）和税收（当 $\bar{F}\leqslant f<1$

时, $s^{(\alpha,\beta)}(f)<0$）；而 $s^{(0,0)}(f)$ 是同质化结构，仅包含补贴（$s^{(0,0)}(f)>0$）。图 4-4 和图 4-5 中的虚线和实线分别刻画以上需求端干预结构的差异。类似地，定理 4.3 中 $e^{(\alpha,\beta)}$ 和 $e^{(0,0)}$ 也存在干预结构的差异：前者是异质的，由补贴（$e^{(\alpha,\beta)}>0$）、零（$e^{(\alpha,\beta)}=0$）或税收（$e^{(\alpha,\beta)}<0$）构成；而后者是同质的，仅由补贴（$e^{(0,0)}>0$）构成。图 4-3 中的虚线和实线刻画了以上供给端干预结构的差异性。因此，以上两种差异说明参考依赖偏好使干预结构更加多样化和复杂化，这也是与之前同质化干预机制（即旧干预机制）的不同之处。

第五节　本章小结

本章在产出不确定（信息因素）的背景下，通过供不应求和供过于求的心理成本刻画参考依赖偏好（认知因素），构建涵盖个体—制造商—政府的三阶段静态博弈模型，分析这一偏好如何影响市场均衡（即疫苗制造商和个体决策）和政府干预机制。研究发现，参考依赖偏好导致次优的疫苗最优的投入量和价格。更为重要的是，参考依赖偏好对政府干预机制产生不同影响。

积极影响包括两个方面：第一，参考依赖偏好将所有干预机制归类为单边机制和双边机制，并且进行了可行性分析。具体而言，需求端单边干预机制和双边干预机制可以最大化社会福利，但是供给端单边干预却无法实现。第二，这一偏好不仅有助于部分干预机制实现最大化社会福利，而且在实践操作中可以实现其他目标：减少政府干预和财政预算中性。就第一个目标而言，相比于双边机制，单边干预机制（需求方）可以减少政府干预，这是因为内在的参考依赖偏好可以代替外在的经济干预。就第二个目标而言，预算中性的政府可以灵活地选择双边机制和完善的单边机制，并且相应地调整未接种人群的社会福利和参考依赖偏好制造商的期望效用。

除了以上积极影响外，参考依赖偏好也产生了消极影响。相较于之前不涉及参考依赖偏好的干预机制而言，参考依赖偏好在干预程度和结构方面引起一般的干预机制发生变动。而忽视这些差异将减弱干预机制的有效性，难以实现社会最优化的疫苗投入量和价格。

本章附录 A

证明引理 4.1

在证明之前，假设 $(w+\alpha)\mu-c>0$ 确保疫苗制造商的期望效用大于零并且最优投入数量为非零。根据这个经济意义的假设，引理 4.1 的证明如下：

首先，对期望效用函数

$$E[U(q,f)] = \int_0^{\frac{f}{q}} [T(f)xq - cq] dJ(x) + \int_{\frac{f}{q}}^{\overline{U}} [T(f)f - cq] dJ(x) +$$

$$\alpha \int_0^{\frac{f}{q}} (xq - f) dJ(x) + \beta \int_{\frac{f}{q}}^{\overline{U}} (f - xq) dJ(x)$$

关于 q 求导，有：

$$\frac{\partial E[U(q,f)]}{\partial q} = \int_0^{\frac{f}{q}} [T(f) + \alpha + \beta] x dJ(x) - \beta\mu - c, \text{ 以及}$$

$$\frac{\partial^2 E[U(q,f)]}{\partial q^2} = -\frac{f^2}{q^3} [T(f) + \alpha + \beta] j\left(\frac{f}{q}\right) < 0$$

令 $K(q) = \int_0^{\frac{f}{q}} [T(f) + \alpha + \beta] x dJ(x) - \beta\mu - c$，有：

$$\lim_{q \to 0} K(q) = [T(f) + \alpha]\mu - c > 0 \text{ 和}$$

$$\lim_{q \to \infty} K(q) = -\beta\mu - c < 0$$

根据零点定理，唯一疫苗投入量 $\hat{q}_D$ 可以最大化期望效用，并且满足 $K(\hat{q}_D) = 0$。

其次，我们证明 $\hat{q}_D$ 与 α（或 β）之间的关系：

由于 $\dfrac{\partial K(\hat{q}_D)}{\partial \alpha} = \int_0^{\frac{f}{\hat{q}_D}} x dJ(x) > 0$，所以 $\dfrac{\partial \hat{q}_D}{\partial \alpha} = -\dfrac{\dfrac{\partial K(\hat{q}_D)}{\partial \alpha}}{\dfrac{\partial^2 E[U(q,f)]}{\partial q^2}} > 0$；

类似地，由于 $\dfrac{\partial K(\hat{q}_D)}{\partial \beta} = \int_0^{\frac{f}{\hat{q}_D}} x dJ(x) - \mu < 0$，我们有 $\dfrac{\partial \hat{q}_D}{\partial \beta} = -\dfrac{\dfrac{\partial K(\hat{q}_D)}{\partial \beta}}{\dfrac{\partial^2 E[U(q,f)]}{\partial q^2}} < 0$。

证明定理 4.1

第一，我们研究完美疫苗 $\phi = 1$ 的情况。此时，疫苗需求量与价格之间的关系为 $w = \overline{F} - f$。如果定义 $t = \overline{F} - f$ 和 $z = \dfrac{f}{q}$，那么有 $f = \overline{F} - t$ 和 $q = \dfrac{\overline{F} - f}{z}$。疫苗制造商的期望效用为：

$$E[U(z,t)] = \frac{\overline{F}-t}{z}\left[t\int_0^z x dJ(x) + tz\int_z^{\overline{U}} xdJ(x) - c + \alpha\int_0^z (x-z)dJ(x) + \beta\int_z^{\overline{U}}(z-$$

$$x)dJ(x)\right]$$

分别对上式中的 z 和 t 求导：

$$\frac{\partial E[U(z,t)]}{\partial z} = -\frac{\overline{F}-t}{z^2}\left[t\int_0^z xdJ(x) - c + \alpha\int_0^z xdJ(x) - \beta\int_z^{\overline{U}} xdJ(x)\right]$$

$$\frac{\partial E[U(z,t)]}{\partial t} = \frac{1}{z}\left\{ (\overline{F}-2t)\left[\int_0^z xdJ(x) + z\int_z^{\overline{U}} dJ(x)\right] + c\right\} - \frac{1}{z}\left[\alpha\int_0^z(x-$$

$$z)dJ(x) + \beta\int_z^{\overline{U}}(z-x)dJ(x)\right]。$$

我们定义新函数 $R(z)$ 和 $S(t)$：

$$R(z) = t\int_0^z xdJ(x) - c + \alpha\int_0^z xdJ(x) - \beta\int_z^{\overline{U}} xdJ(x) \tag{A4-1}$$

$$S(t) = (\overline{F} - 2t)\left[\int_0^z x dJ(x) + z\int_z^{\overline{U}} dJ(x)\right] + c - \left[\alpha\int_0^z (x - z) dJ(x) + \beta\int_z^{\overline{U}} (z - x) dJ(x)\right]$$

$$\tag{A4-2}$$

接下来证明：当 $S(t) = 0$ 时，$R(z)$ 在零和最大值（$\overline{U}$）之间至多存在两个根。值得注意的是，满足 $R(z)$ 的根与 $\dfrac{\partial E[U(z, t)]}{\partial z}$ 的根是相同的，同样地，$S(t)$ 和 $\dfrac{\partial E[U(z, t)]}{\partial t}$ 也存在类似的结论。定义：

$$\Theta(z) = \int_0^z x dJ(x) + z\int_z^{\overline{U}} dJ(x) \text{ 和}$$

$$\varphi(z) = \alpha\int_0^z (x - z) dJ(x) + \beta\int_z^{\overline{U}} (z - x) dJ(x)$$

并且假设 $S(t) = 0$，我们有：

$$t = \frac{1}{2}\left[\overline{F} + \frac{c - \varphi(z)}{\Theta(z)}\right]$$

在式（A4-1）中，将 t 的表达式代入 $R(z)$ 中：

$$R(z) = \frac{1}{2}\left[\overline{F} + \frac{c - \varphi(z)}{\Theta(z)}\right]\int_0^z x dJ(x) - c + \alpha\int_0^z x dJ(x) - \beta\int_z^{\overline{U}} x dJ(x)$$

对 $R(z)$ 求导：

$$\frac{dR(z)}{dz} = \frac{j(z)}{2}\left\{z\left[\frac{c}{\Theta(z)} + \overline{F}\right] - \frac{c}{\Theta^2(z)\rho(z)}\int_0^z x dJ(x)\right\} -$$

$$\frac{1}{2}\left[\frac{\varphi(z)}{\Theta(z)}\right]'\int_0^z x dJ(x) + j(z)z\left[\alpha + \beta - \frac{\varphi(z)}{2\Theta(z)}\right]$$

$$= \frac{j(z)}{2}\left\{z\left[\frac{c - \varphi(z)}{\Theta(z)} + \overline{F} + 2(\alpha + \beta)\right] + \frac{M(z) - c - \beta\mu}{\Theta^2(z)\rho(z)}\int_0^z x dJ(x)\right\}$$

其中，$\rho(z) = \dfrac{j(z)}{1 - J(z)}$ 代表随机变量 u_E 的故障率和 $M(z) = \dfrac{\alpha\int_0^z x dJ(x)}{1 - J(z)}$。

当 $\dfrac{dR(z)}{dz} = 0$ 时，$R(z)$ 关于 z 的二阶求导为：

$$\frac{d^2R(z)}{dz^2}\bigg|_{\frac{dR(z)}{dz}=0} = \left\{ \frac{M'(z)}{\Theta^2(z)\rho(z)} + \right.$$

$$\left. \frac{[c+\beta\mu - M(z)]\cdot[2\Theta'(z)\rho(z)+\Theta(z)\rho'(z)]}{\Theta^3(z)\rho(z)} \right\}\int_0^z xdJ(x) +$$

$$\underbrace{\frac{2zj(z)[M(z)-c-\beta\mu]}{\Theta^2(z)\rho(z)} + \overline{F} + \frac{c-\varphi(z)}{\Theta(z)} + 2(\alpha+\beta)}_{*} \quad (\text{A4-3})$$

当式（A4-3）为正时，我们得到理想的结论——$R(z)$ 最多有两个根。为了证明这一结论，我们必须证明式（A4-3）中 $*$ 标记的部分为正数。

在式（A4-2）中，我们假设 $S(t)=0$，那么，$0=S(t)=(\overline{F}-2t)\Theta(z)+c-\varphi(z) \geqslant -\overline{F}\Theta(z)+c-\varphi(z)$（假设 $t=\overline{F}$，并利用 $S(t)$ 的单调性）

因此，$\overline{F}\Theta(z) \geqslant c-\varphi(z)$。

我们尝试证明式（A4-3）中 $*$ 标记的部分为正数：

$2z\overline{J}(z)[M(z)-c-\beta\mu]+\overline{F}\Theta^2(z)+[c-\varphi(z)]\Theta(z)+2(\alpha+\beta)\Theta^2(z) \geqslant 2z\overline{J}(z)[M(z)-c-\beta\mu]+\overline{F}\Theta(z)z\overline{J}(z)+[c-\varphi(z)]z\overline{J}(z)+2z\overline{J}(z)(\alpha+\beta)\Theta(z)$

$(\Theta(z) \geqslant z\overline{J}(z)) = z\overline{J}(z)\{2[M(z)-c-\beta\mu]+\overline{F}\Theta(z)+[c-\varphi(z)]+2(\alpha+\beta)\Theta(z)\} \geqslant z\overline{J}(z)\{2[M(z)-\beta\mu]-2c+2[c-\varphi(z)]+2(\alpha+\beta)\Theta(z)\}$

$(\overline{F}\Theta(z) \geqslant c-\varphi(z)) \geqslant 2z\overline{J}(z)\{\alpha\int_0^z xdJ(x)-\beta\mu-\alpha\int_0^z xdJ(x)+\alpha z\int_0^z dJ(x) - \beta z\int_z^{\overline{U}} dJ(x)+\beta\int_z^{\overline{U}} xdJ(x)\} + 2z\overline{J}(z)$

$\{\beta\left[\int_0^z xdJ(x)+z\int_z^{\overline{U}} dJ(x)\right]+\alpha\left[\int_0^z xdJ(x)+z\int_z^{\overline{U}} dJ(x)\right]\}(M(z) \geqslant$

$\alpha\int_0^z xdJ(x)) = 2z\overline{J}(z)\{\alpha z\int_0^z dJ(x)+\alpha\left[\int_0^z xdJ(x)+z\int_z^{\overline{U}} dJ(x)\right]\} \geqslant 0$

结果，当分布函数满足 $[c+\beta\mu-M(z)]\cdot[2\Theta'(z)\rho(z)+\Theta(z)\rho'(z)] \geqslant 0$ 时，式（A4-3）为非负数。因此，期望效用的导数至多有两个根：一个为局部最大值，另外一个为局部最小值。

接下来论证局部最小值不在定义域内。回想引理 4.1 中 $(t + \alpha + \beta) \int_0^z x dJ(x) = c + \beta\mu$，我们有 $\int_0^z x dJ(x) = \dfrac{c + \beta\mu}{t + \alpha + \beta}$。由于 $0 < \int_0^z x dJ(x) \leqslant \mu$，我们有 $0 < \dfrac{c + \beta\mu}{t + \alpha + \beta} \leqslant \mu$ 以及 $\dfrac{c}{\mu} - \alpha < t \leqslant \overline{F}$。

将 $t = \dfrac{c}{\mu} - \alpha$ 代入式（A4-1），我们有：

$$R(z) = \left(\frac{c}{\mu} - \alpha\right) \int_0^z x dJ(x) - c + \alpha \int_0^z x dJ(x) - \beta \int_z^{\overline{U}} x dJ(x)$$

$$= \frac{c}{\mu} \int_0^z x dJ(x) - c - \beta \int_z^{\overline{U}} x dJ(x) = \frac{c\left(\int_0^z x dJ(x) - \mu\right)}{\mu} - \beta \int_z^{\overline{U}} x dJ(x) < 0$$

第二，我们考虑疫苗有效性的情况，即：

$$T(f) = \theta r(f) = \begin{cases} 0, & \text{if } f > \overline{F}, \\ \theta\left(1 - \phi f - \dfrac{1}{R_0}\right), & f \leqslant \overline{F} \end{cases}$$

令 $t = \theta\left(1 - \phi f - \dfrac{1}{R_0}\right)$ 和 $z = \dfrac{f}{q}$，则有 $f = \dfrac{1}{\phi}\left(1 - \dfrac{1}{R_0} - \dfrac{t}{\theta}\right)$ 和 $q = \dfrac{f}{z\phi}\left(1 - \dfrac{1}{R_0} - \dfrac{t}{\theta}\right)$。因此，我们可以重新书写目标函数为：

$$E[U(z, t)] = \frac{1}{z\phi}\left(1 - \frac{1}{R_0} - \frac{t}{\theta}\right)\left[t \int_0^z x dJ(x) + tz \int_z^{\overline{U}} x dJ(x) - c + \right.$$

$$\left. \alpha \int_0^z (x - z) dJ(x) + \beta \int_z^{\overline{U}} (z - x) dJ(x)\right]$$

余下的证明类似于与完全有效性疫苗的情况。

证明定理 4.2

该定理的证明与 Adida 等（2013）研究中的证明相同，故此省略相关证明过程。

证明定理 4.3

给定 $e^{(\alpha,\beta)}$ 和 $s^{(\alpha,\beta)}(f)$，制造商的期望效用为：

$$E[U^{DS}(q,f)] = \int_0^{\frac{f}{q}}[T(f)+s^{(\alpha,\beta)}(f)]xqdJ(x) + \int_{\frac{f}{q}}^{\bar{U}}[T(f)+$$
$$s^{(\alpha,\beta)}(f)]fdJ(x) - (c-e^{(\alpha,\beta)})q +$$
$$\alpha\int_0^{\frac{f}{q}}(xq-f)dJ(x) + \beta\int_{\frac{f}{q}}^{\bar{U}}(f-xq)dJ(x)$$

对这一效用关于 f 和 q 求偏导数：

$$\frac{\partial E[U^{DS}(q,f)]}{\partial q} = [T(f)+s^{(\alpha,\beta)}(f)+\alpha+\beta]\int_0^{\frac{f}{q}}xdJ(x)-c+e^{(\alpha,\beta)}-\beta\mu，\text{和}$$

$$\frac{\partial E[U^{DS}(q,f)]}{\partial f} = \left[\frac{\partial T(f)}{\partial f}+\frac{\partial s^{(\alpha,\beta)}(f)}{\partial f}\right]q\int_0^{\frac{f}{q}}xdJ(x) +$$
$$\left[\frac{\partial T(f)}{\partial f}+\frac{\partial s^{(\alpha,\beta)}(f)}{\partial f}\right]f\int_{\frac{f}{q}}^{\bar{u}}dJ(x) +$$
$$[T(f)+s^{(\alpha,\beta)}(f)]\int_{\frac{f}{q}}^{\bar{U}}dJ(x)+\beta\int_{\frac{f}{q}}^{\bar{U}}dJ(x)-\alpha\int_0^{\frac{f}{q}}dJ(x)$$

$$(A4-6)$$

我们将论证社会化最优值 $f=f^*$ 和 $q=q^*$ 是分散化决策下的最优值。给定 $f=f^*$，$q=q^*$ 的最优解表示为：

$$\left.\frac{\partial E[U^{DS}(q,f^*)]}{\partial q}\right|_{q=q^*} = [T(f^*)+s^{(\alpha,\beta)}(f^*)+\alpha+\beta]\int_0^{\frac{f^*}{q}}xdJ(x)-c+e^{(\alpha,\beta)}-$$
$$\beta\mu = 0$$

类似地，给定 $q=q^*$ 的条件下论证 f^* 是最优疫苗覆盖率。为此，我们需要论证 $\left.\frac{\partial E[U^{DS}(q^*,f)]}{\partial f}\right|_{f<f^*}>0$ 和 $\left.\frac{\partial E[U^{DS}(q^*,f)]}{\partial f}\right|_{f>f^*}\leq 0$

一方面，回忆式（A4-6），我们有：

$$\frac{\partial E[U^{DS}(q^*, f)]}{\partial f}\bigg|_{f<f^*} = \left[\frac{\partial T(f)}{\partial f} + \frac{\partial s^{(\alpha, \beta)}(f)}{\partial f}\right] q^* \int_0^{\frac{f}{q^*}} x dJ(x) + \left[\frac{\partial T(f)}{\partial f} + \frac{\partial s^{(\alpha, \beta)}(f)}{\partial f}\right]$$

$$\int_{\frac{f}{q^*}}^{\bar{U}} f dJ(x) + \left[T(f) + s^{(\alpha, \beta)}(f)\right] \int_{\frac{f}{q^*}}^{\bar{U}} dJ(x) +$$

$$\beta \int_{\frac{f}{q^*}}^{\bar{U}} dJ(x) - \alpha \int_0^{\frac{f}{q^*}} dJ(x)$$

$$= q^* \left[\theta(1-\phi) + \alpha \frac{\partial N(f)}{\partial f}\right] \int_0^{\frac{f}{q^*}} x dJ(x) + \left[\theta f + \alpha N(f) + \theta\left(1 - \phi f - \frac{1}{R_0}\right)\right] \int_{\frac{f}{q^*}}^{\bar{U}} dJ(x) +$$

$$f\left[\theta(1-\phi) + \alpha \frac{\partial N(f)}{\partial f}\right] \int_0^{\frac{f}{q^*}} dJ(x) + \beta \int_{\frac{f}{q^*}}^{\bar{U}} dJ(x) - \alpha \int_0^{\frac{f}{q^*}} dJ(x)$$

$$\geqslant \alpha N(f) \int_{\frac{f}{q^*}}^{\bar{U}} dJ(x) - \alpha \int_0^{\frac{f}{q^*}} dJ(x)$$

$$= \alpha \frac{J\left(\frac{f}{q^*}\right)}{\bar{J}\left(\frac{f}{q^*}\right) - \Delta} \bar{J}\left(\frac{f}{q^*}\right) - \alpha J\left(\frac{f}{q^*}\right) \quad \left(0 < \Delta < \bar{J}\left(\frac{f}{q^*}\right)\right)$$

$$> \alpha \frac{J\left(\frac{f}{q^*}\right)}{\bar{J}\left(\frac{f}{q^*}\right)} \bar{J}\left(\frac{f}{q^*}\right) - \alpha J\left(\frac{f}{q^*}\right) = 0$$

另一方面，我们有：

$$\frac{\partial E[U^{DS}(q^*, f)]}{\partial f}\bigg|_{f>f^*} = \begin{cases} -\alpha \int_0^{\frac{f}{q^*}} dJ(x) < 0, \ \text{if} \bar{F} < \bar{U}q^* \\ \\ T'(\bar{U}q^*) q^* \mu - \alpha < 0, \ \text{if} \bar{F} > \bar{U}q^* \end{cases}$$

值得注意的是，在 $f^* = \bar{F} < \bar{U}q^*$ 的条件下，对于 $f > \bar{F}$，我们有 $T(\bar{F}) = T'(\bar{F}) = s'(\bar{F}) = 0$ 以及 $s(\bar{F}) = -\beta$。而在 $f^* = \bar{U}q^* < \bar{F}$ 的条件下，我们有 $\int_{\frac{f}{q^*}}^{\bar{U}} f dJ(x) = \int_{\bar{U}}^{\bar{U}} f dJ(x) = 0$ 以及当 $f > \bar{U}q^*$ 时，有 $T'(\bar{U}q^*) + s'(\bar{U}q^*) = T'(\bar{U}q^*) < 0$。因此，给定 $q = q^*$，$f = f^*$ 是社会化最优水平。

证明命题 4.1

首先，我们对制造商的期望效用函数关于 f 和 q 求偏导：

$$E[U(q,f)] = \int_0^{\frac{f}{q}} [T(f)xq - cq] dJ(x) + \int_{\frac{f}{q}}^{\bar{U}} [T(f)f - cq] dJ(x) + \alpha \int_0^{\frac{f}{q}} (xq -$$

$$f) dJ(x) + \beta \int_{\frac{f}{q}}^{\bar{U}} (f - xq) dJ(x)$$

$$\frac{\partial E[U(q,f)]}{\partial q} = T(f) \int_0^{\frac{f}{q}} x dJ(x) - c + \alpha \int_0^{\frac{f}{q}} x dJ(x) - \beta \int_{\frac{f}{q}}^{\bar{U}} x dJ(x),$$

$$\frac{\partial E[U(q,f)]}{\partial f} = T'(f)q \int_0^{\frac{f}{q}} x dJ(x) + T'(f)f \int_{\frac{f}{q}}^{\bar{U}} dJ(x) + T(f) \int_{\frac{f}{q}}^{\bar{U}} dJ(x) -$$

$$\alpha \int_0^{\frac{f}{q}} dJ(x) + \beta \int_{\frac{f}{q}}^{\bar{U}} dJ(x) \tag{A4-4}$$

其次，通过反证法假设 $f=f^*$ 和 $q=q^*$ 满足分散化系统下的最优水平。当 $f=f^*$ 时，$q=q^*$ 最优解决定：

$$\left.\frac{\partial E[U(q,f^*)]}{\partial q}\right|_{q=q^*} = T(f^*) \int_0^{\frac{f^*}{q^*}} x dJ(x) - c + \alpha \int_0^{\frac{f^*}{q^*}} x dJ(x) - \beta \int_{\frac{f^*}{q^*}}^{\bar{U}} x dJ(x) = 0$$

$$\tag{A4-5}$$

给定最优解 $q=q^*$，我们证明无补贴的分散化决策下无法实现最优疫苗覆盖率。我们考虑以下两种情况：①$f^* = \bar{F} < \bar{U}q^*$；②$f^* = \bar{U}q^* < \bar{F}$。

（1）假定 $f^* = \bar{F} < \bar{U}q^*$ 以及 $q=q^*$。回想制造商期望效用在 f^* 的偏导数（即式（A4-4）) 以及 $\lim_{f \to (f^*)^+} T(f) = \lim_{f \to (f^*)^+} T'(f) = 0$，我们有：

$$\left.\frac{\partial E[U(q^*,f)]}{\partial f}\right|_{f \to (f^*)^+} = -\alpha \int_0^{\frac{f}{q^*}} dJ(x) + \beta \int_{\frac{f}{q^*}}^{\bar{U}} dJ(x)$$

如果 $\beta \int_{\frac{f}{q^*}}^{\bar{U}} dJ(x) - \alpha \int_0^{\frac{f}{q^*}} dJ(x) = 0$，有 $\left.\frac{\partial E[U(q^*,f)]}{\partial f}\right|_{f \to (f^*)^+} = 0$。然而，把

$f^* = \bar{F}$ 和 $\beta \int_{\frac{f}{q^*}}^{\bar{U}} dJ(x) - \alpha \int_0^{\frac{f}{q^*}} dJ(x) = 0$ 代入式（A4 - 5）中，有 $\left.\frac{\partial E[U(q,\bar{F})]}{\partial q}\right|_{q=q^*} =$

$T(\overline{F})\int_0^{\overline{U}} x dJ(x) - c = -c < 0$，与式（A4-5）的最优值相矛盾。因此，在分散化决策中，疫苗最优覆盖率不是 $f^* = \overline{F}$。

（2）假定 $f^* = \overline{U}q^* < \overline{F}$ 和 $q = q^*$，有：

$$\frac{\partial E[U(q^*, f)]}{\partial f}\bigg|_{f \to (f^*)^-} = T'(\overline{U}q^*)q^*\int_0^{\overline{U}} x dJ(x) - \alpha < 0$$

由于 $T'(\overline{U}q^*) < 0$，制造商期望效用在 f^* 处的偏导数为负数，那么分散化决策下疫苗最优覆盖率不是 $f^* = \overline{U}q^*$。

综上所述，社会化最优值 $f = f^*$ 和 $q = q^*$ 不是分散化系统决策下的最优值。

证明命题 4.2

第一，我们论证 $M^S = (0, e^{(\alpha,\beta)})$ 的可行性。在这一干预机制下，参考依赖制造商的期望效用为：

$$E[U^S(q, f)] = \int_0^{\frac{f}{q}} T(f) x q dJ(x) + \int_{\frac{f}{q}}^{\overline{U}} T(f) f dJ(x) - (c - e^{(\alpha,\beta)})q +$$

$$\alpha \int_0^{\frac{f}{q}} (xq - f) dJ(x) + \beta \int_{\frac{f}{q}}^{\overline{U}} (f - xq) dJ(x)$$

对制造商的期望效用函数关于 f 和 q 求偏导：

$$\frac{\partial E[U^S(q, f)]}{\partial q} = T(f)\int_0^{\frac{f}{q}} x dJ(x) - c + e^{(\alpha,\beta)} + \alpha\int_0^{\frac{f}{q}} x dJ(x) - \beta\int_{\frac{f}{q}}^{\overline{U}} x dJ(x) \text{ 和}$$

$$\frac{\partial E[U^S(q, f)]}{\partial f} = T'(f)q\int_0^{\frac{f}{q}} x dJ(x) + T'(f)f\int_{\frac{f}{q}}^{\overline{U}} dJ(x) + T(f)\int_{\frac{f}{q}}^{\overline{U}} dJ(x) -$$

$$\alpha\int_0^{\frac{f}{q}} dJ(x) + \beta\int_{\frac{f}{q}}^{\overline{U}} dJ(x)$$

通过反证法假设 $f = f^*$ 和 $q = q^*$ 满足分散化系统下的最优水平。当 $f = f^*$ 时，$q = q^*$ 最优解决定：

$$\frac{\partial E[U^S(q, f^*)]}{\partial q}\bigg|_{q=q^*} = T(f^*)\int_0^{\frac{f^*}{q^*}} xdJ(x) - c + e^{(\alpha, \beta)} + \alpha\int_0^{\frac{f^*}{q^*}} xdJ(x) -$$

$$\beta\int_{\frac{f^*}{q^*}}^{\overline{U}} xdJ(x) = 0$$

然后，我们论证参考依赖偏好在以下两种情况下不能达到社会化最优水平：$f^* = \overline{F} < \overline{U}q^*$ 和 $f^* = \overline{U}q^* < \overline{F}$。接下来的证明过程与命题 4.1 的类似。因此，$M^S = (0, e^{(\alpha,\beta)})$ 无法实现协调供求双方达到社会化最优水平的目的。

第二，我们论证 $\psi(\alpha, \beta) = -e^{(0,0)}$ 条件下 $M^D = [s^{(\alpha,\beta)}(f), 0]$ 的可行性。基于这一条件，参考依赖制造商的期望效用为：

$$E[U^D(q, f)] = \int_0^{\frac{f}{q}} [T(f) + s^{(\alpha, \beta)}(f)] xqdJ(x) + \int_{\frac{f}{q}}^{\overline{U}} [T(f) + s^{(\alpha, \beta)}(f)] fdJ(x) -$$

$$cq + \alpha\int_0^{\frac{f}{q}} (xq - f)dJ(x) + \beta\int_{\frac{f}{q}}^{\overline{U}} (f - xq)dJ(x)$$

对制造商的期望效用函数关于 f 和 q 求偏导：

$$\frac{\partial E[U^D(q, f)]}{\partial q} = [T(f) + s^{(\alpha, \beta)}(f) + \alpha + \beta]\int_0^{\frac{f}{q}} xdJ(x) - c - \beta\mu \text{ 和}$$

$$\frac{\partial E[U^D(q, f)]}{\partial f} = \left[\frac{\partial T(f)}{\partial f} + \frac{\partial s^{(\alpha, \beta)}(f)}{\partial f}\right] q\int_0^{\frac{f}{q}} xdJ(x) + \left[\frac{\partial T(f)}{\partial f} + \frac{\partial s^{(\alpha, \beta)}(f)}{\partial f}\right] f\int_{\frac{f}{q}}^{\overline{u}} dJ(x) +$$

$$[T(f) + s^{(\alpha, \beta)}(f)]\int_{\frac{f}{q}}^{\overline{U}} dJ(x) + \beta\int_{\frac{f}{q}}^{\overline{U}} dJ(x) - \alpha\int_0^{\frac{f}{q}} dJ(x)$$

由于 $\psi(\alpha, \beta) = -e^{(0,0)}$，我们有 $\frac{\partial E[U^D(q, f)]}{\partial q} = 0$。通过以下两个特例说明参考依赖偏好制造商可以实现疫苗最优化水平：$f^* = \overline{F} < \overline{U}q^*$ 和 $f^* = \overline{U}q^* < \overline{F}$。余下的证明与命题 4.1 的证明过程类似。因此，$M^D = [s^{(\alpha,\beta)}(f), 0]$ 可以实现协调供求双方到社会化最优水平的目的。

第三，我们论证 $\psi(\alpha, \beta) \neq -e^{(0,0)}$ 条件下 $M^{DS} = [s^{(\alpha,\beta)}(f), e^{(\alpha,\beta)}]$ 的可行性。这个证明类似于定理 4.3 的证明，故而此处省略。

证明命题4.3

命题证明过程直接明了，故此处省略。

证明命题4.4

根据定理4.3中的 $M^D = [s^{(\alpha,\beta)}(f)，0]$ 和 $M^{DS} = [s^{(\alpha,\beta)}(f)，e^{(\alpha,\beta)}]$，有 $B^{OM}(\alpha,\beta) = f^* s^{(\alpha,\beta)}(f)$ 和 $B^{TM}(\alpha,\beta) = q^* e^{(\alpha,\beta)} + f^* s^{(\alpha,\beta)}(f)$。$s^{(\alpha,\beta)}(f) \neq 0$ 可以推导 $B^{OM}(\alpha,\beta) \neq 0$。当 $q^* e^{(\alpha,\beta)} + f^* s^{(\alpha,\beta)}(f) = 0$ 时，有 $B^{TM}(\alpha,\beta) = 0$。

证明命题4.5

在单边干预机制 $M^D = (s^{(\alpha,\beta)}，0)$ 下，政府预算为 $B^{OM}(\alpha,\beta) = s^{(\alpha,\beta)}(f)f^*$，其中，$s^{(\alpha,\beta)}(f)$ 来自定理4.3。为了实现预算中性 $B^{OM}(\alpha,\beta) = t + s^{(\alpha,\beta)}(f)f^* = 0$，额外的补贴（或税收）$t > 0$（或 $t < 0$）奖励（或征收）给整个人群。在这一背景下，$t = -s^{(\alpha,\beta)}(f)f^*$。

证明命题4.6

基于命题4.4和命题4.5，双边干预机制和完善的单边干预机制可以实现事前财政中性，以及社会福利最大化。这两个机制的区别在于疫苗制造商的期望效用和未接种群体的社会福利存在差异，这也为政府灵活采用相关机制提供支持。

证明命题4.7

当 $\alpha = 0$ 和 $\beta = 0$ 时，需求方和供给方的干预机制为：

$$e^{(0,0)} = c - [T(f^*) + s(f^*)] \int_0^{\frac{f^*}{q^*}} x \, dJ(x) \text{ 和}$$

$$s^{(0,\ 0)}(f) = \begin{cases} \theta f, & \text{if } \ 0 \leq f < f^* \\ \theta f^*, & \text{if } \ f^* \leq f < \overline{F} \\ 0, & \text{if } \ \overline{F} \leq f \leq 1 \end{cases}$$

然后，比较 $s^{(\alpha,\beta)}(f)$ 和 $s^{(0,0)}(f)$ 可以得到命题 4.7 中 (1) 的结论。类似地，比较 $e^{(\alpha,\beta)}$ 和 $e^{(0,0)}$ 可以得到命题 4.7 中 (2) 的结论。

本章附录 B

从技术方面，我们假设：

(1) $\max\{\varphi + \tau - \beta, \ \tau\} \leq \alpha$；

(2) $0 \leq (\varphi - \beta) \int_{\frac{L}{q}}^{\overline{U}} dJ(x) + (\alpha - \tau) \int_0^{\frac{L}{q}} dJ(x) < \frac{1}{2}(\phi - \theta\phi\overline{F}) \int_{\frac{L}{q}}^{\overline{U}} dJ(x)$；

(3) $c - \mu\left[\phi\lambda + \dfrac{\phi + T(0)}{2} + \alpha - \tau - \beta + \phi\right] > 0$。

回忆第四节，我们有：

$$\text{社会福利} = \sigma_M + \sigma_V + \sigma_N + \sigma_s = \frac{r(0)}{2} - \frac{(1-g)r(g) + gp(g)}{2} - \lambda r(g) - cq +$$

$$(\tau - \alpha) \times \max(f - u_E q, \ 0) + (\varphi - \beta) \times \max(u_E q - f, \ 0)$$

其中，$g = \min\{u_E q, \ f\}$ 刻画了接种人群的比例。最大化总社会福利等价于最小化点社会福利最大化等价于以下点成本的最小化：

$$SC(q, f, U) = \frac{1}{2}\left[(2\lambda + 1)r(g) - gT(g)\right] + cq + (\alpha - \tau) \times \max(f - u_E q, \ 0) +$$

$$(\beta - \varphi) \cdot \max(u_E q - f, \ 0)$$

因此，最小化总期望社会成本可以得到最优解。

$$\Gamma(q,\ f) = E_{u_E}[\,SC(q,\ f)\,]$$

$$= E_{u_E}\Big[\frac{1}{2}\big((2\lambda+1)r(\min\{u_Eq,\ f\}) - \min\{u_Eq,\ f\}T(\min\{u_Eq,\ f\})\big) +$$

$$cq + (\alpha-\tau)\times\max(f-u_Eq,\ 0) + (\beta-\varphi)\times\max(u_Eq-f,\ 0)\Big]$$

$$= \int_0^{\frac{f}{q}}\frac{1}{2}\big[(2\lambda+1)r(xq) - xqT(xq)\big]dJ(x) + \int_{\frac{f}{q}}^{\overline{U}}\frac{1}{2}\big[(2\lambda+1)$$

$$r(f) - fT(f)\big]dJ(x) + cq + (\alpha-\tau)\int_0^{\frac{f}{q}}(f-xq)dJ(x) +$$

$$(\beta-\varphi)\int_{\frac{f}{q}}^{\overline{U}}(xq-f)dJ(x)$$

当 $0 \leqslant f \leqslant \overline{F}$ 时，我们论证 $\Gamma(q,\ f)$ 关于 f 的偏导数总是非正。整个人群感染概率为：

$$r(f) = \begin{cases} 0,\ \text{if}\ \ f > F = \dfrac{R_0-1}{\phi R_0}, \\[3mm] 1 - \phi f - \dfrac{1}{R_0},\ \text{其他} \end{cases}$$

当 $0 \leqslant f \leqslant \overline{F}$ 时，

$$\frac{\partial \Gamma}{\partial f} = \frac{1}{2}\big[(2\lambda+1)r'(f) - T(f) - fT'(f)\big]\int_{\frac{f}{q}}^{\overline{U}}dJ(x) + (\varphi-\beta)\int_{\frac{f}{q}}^{\overline{U}}dJ(x) +$$

$$(\alpha-\tau)\int_0^{\frac{f}{q}}dJ(x)$$

在这个等式中，我们先考虑：

$$(2\lambda+1)r'(f) - T(f) - fT'(f) \leqslant$$

$$-(\phi + T(\overline{F}) + \overline{F}T'(\overline{F})) = -(\phi + \overline{F}T'(\overline{F})) \leqslant -(\phi - \theta\phi\overline{F})$$

根据假设（2），我们有：

$$\frac{\partial \Gamma}{\partial f} = \frac{1}{2} \left[(2\lambda + 1)r'(f) - T(f) - fT'(f) \right] \int_{\frac{f}{q}}^{\bar{U}} dJ(x) + (\varphi - \beta) \int_{\frac{f}{q}}^{\bar{U}} dJ(x) +$$

$$(\alpha - \tau) \int_0^{\frac{f}{q}} dJ(x) \leqslant -\frac{1}{2}(\phi - \theta\phi\bar{F}) \int_{\frac{f}{q}}^{\bar{U}} dJ(x) + (\varphi - \beta) \int_{\frac{f}{q}}^{\bar{U}} dJ(x) +$$

$$(\alpha - \tau) \int_0^{\frac{f}{q}} dJ(x) < 0$$

接下来，我们考虑两种情况：$\bar{F} \leqslant q\bar{U}$ 和 $\bar{F} > q\bar{U}$。在第一种情况中，当 $\bar{F} < f \leqslant q\bar{U}$ 时，$T(f) = 0$。根据假设（2），我们有 $\frac{\partial \Gamma}{\partial f} = (\varphi - \beta) \int_{\frac{f}{q}}^{\bar{U}} dJ(x) + (\alpha - \tau) \int_0^{\frac{f}{q}} dJ(x) \geqslant 0$，这意味着 $f^* = \bar{F}$。然而，在第二种情况中，当 $q\bar{U} < f \leqslant \bar{F}$ 时，$\frac{\partial \Gamma}{\partial f} = (\alpha - \tau) \int_0^{\frac{f}{q}} dJ(x)$。根据假设（1），有 $\frac{\partial \Gamma}{\partial f} \geqslant 0$，这也意味着 $f^* = \bar{U}q$。

通过以上两种情况，最优疫苗覆盖率为 $f^* = \min\{\bar{F}, \bar{U}q\}$。

为了求解最优疫苗投入量 q，我们先用 $\bar{F}$ 代替 $\Gamma(q, f)$ 表达式中的 f。这是因为即使 $f^* = \min\{\bar{F}, \bar{U}q\}$，我们可以得到相同的结论。然后，目标函数可以写成 q 的函数，对该目标函数求一阶和二阶偏导数：

$$\frac{\partial \Gamma}{\partial q} = -\int_0^{\frac{\bar{F}}{q}} \frac{1}{2} \left[\phi(2\lambda + 1) + T(xq) + xqT'(xq) \right] xdJ(x) + c + (\tau - \alpha)$$

$$\int_0^{\frac{f}{q}} xdJ(x) + (\beta - \varphi) \int_{\frac{f}{q}}^{\bar{U}} xdJ(x),$$

$$\frac{\partial^2 \Gamma}{\partial q^2} = -\int_0^{\frac{\bar{F}}{q}} \left[\frac{d}{dx} (T(xq) + xqT'(xq)) \right] \frac{x}{2} dJ(x) + \frac{1}{2} \left[\phi(2\lambda + 1) + T(\bar{F}) + \right.$$

$$\left. \bar{F}T'(\bar{F}) + \beta + \alpha - \varphi - \tau \right] \left(\frac{\bar{F}^2}{q^3} \right) j\left(\frac{\bar{F}}{q} \right)$$

由于 $fT(f)$ 是凹函数，我们有 $\frac{d}{dx}[T(xq) + xqT'(xq)] \leqslant 0$。进一步地，根据假设（1）有 $\phi + T(\bar{F}) + \bar{F}T'(\bar{F}) + \beta + \alpha - \varphi - \tau \geqslant 0$，这个不等式也意味着 $\frac{\partial^2 \Gamma}{\partial q^2} \geqslant 0$。因此，

如果 $-\mu\left[\phi\lambda+\dfrac{\phi+T(0)}{2}+\alpha-\tau-\beta+\varphi\right]>0$，那么在定义域 $q\geq0$ 的范围内 $\dfrac{\partial\Gamma}{\partial q}>0$，进而

$q^{*}=0$。否则，q^{*} 是一阶偏导数的最优解：

$$\int_{0}^{\frac{\bar{F}}{q}}\frac{1}{2}\left[\phi(2\lambda+1)+T(xq)+xqT'(xq)\right]xdJ(x)=c+(\tau-\alpha)\int_{0}^{\frac{f}{q}}xdJ(x)+(\beta-\varphi)\int_{\frac{L}{q}}^{\bar{U}}xdJ(x)$$

本章附录 C

附表 4-1　第四章符号和含义

疫苗市场	
L	绝对值常数（将相对成本转化为绝对成本的常数）
W（或 w）	疫苗（或标准）价格，$Lw=W$
u_E	产出的随机比例
$\bar{U}$	随机产出的上限
μ	随机产出的均值
q	疫苗目标投入量
q_v	疫苗最终可获取量
c	生产单位成本
α	供不应求产生的单位心理成本
β	供过于求产生的单位心理成本
$U(q,w)$ 或 $U(q,f)$	制造商的效用
$E[U(q,w)]$ 或 $E[U(q,f)]$	参考依赖偏好制造商的期望效用
$E[\pi(q,w)]$	利润驱动制造商的期望效用（或货币利润）
$E[U_R(q,w)]$	参考依赖偏好产生的期望心理效用
q_D^{*}	分散化决策下疫苗最优投入量
f_D^{*}	分散化决策下疫苗最优覆盖率
w_D	分散化决策下的疫苗价格

续表

疫苗市场	
$\rho(z)$	产出不确定性的故障率 $\rho(z)=\dfrac{j(z)}{\int_z^{\overline{U}}dJ(x)}$
g	$g=\min\{u_E q,\ f\}$
σ_M	制造商的生产者剩余
σ_V	接种人群的消费者剩余
σ_N	未接种人群的消费者剩余
σ_S	其他剩余
τ	供不应求的每单位收益
φ	供过于求的每单位收益
q^*	社会化最优疫苗投入量
f^*	社会化最优疫苗覆盖率 $f^*=\min\{\overline{F},\ \overline{u}q^*\}$
λ	社会的间接成本
$s^{(\alpha,\beta)}(f)$	个体购买补贴
$e^{(\alpha,\beta)}$	疫苗制造商的成本补贴
$E^M[U(q,f)]$	干预机制 $M=(s,e)$ 下参考依赖制造商的期望效用
$N(f)$	$N(f)=\dfrac{J\left(\dfrac{f}{q^*}\right)}{\overline{J}\left(\dfrac{f}{q^*}\right)-\Delta}$ 并且 Δ 满足 $s^{(\alpha,\beta)}(f)>0$
$\psi(\alpha,\beta)$	$\psi(\alpha,\beta)=c+\beta\mu-[T(f^*)+s(f^*)+\alpha+\beta]\int_0^{\frac{f^*}{q^*}}xdJ(x)$
M^S 或 M^D	在需求方或供给方的单边干预机制
M^{DS}	双边干预机制
M_t^D	完善的单边干预机制
t	在完善单边干预机制中，向所有人提供补贴（或征税）
传染病相关参数	
R_0	基本再生数量
$r(f)$	整个人群的感染概率
f	接种人群的比例，$f=1-u$
ϕ	疫苗有效性

疫苗市场	
F	关键疫苗比例，$\overline{F}=\min\{F,\ 1\}$
$p(f)$	接种人群的感染概率
$P(f)$	未接种人群的感染概率
η	满足 $p(f)=\eta(1-\phi)r(f)$ 的近似常数
u	个体的相对感染成本
$\overline{u}$	$\overline{u}=1-f$
θ	令 $\theta=1-\eta(1-\phi)$
$T(f)$	$T(f)\equiv r(f)-p(f)$

附表 4-2 第四章相关参数赋值

参数	数值	来源
λ	1	Adida 等（2013）
η	3.3	Mamani 等（2012）
θ	$1-\eta(1-\phi)$	Adida 等（2013）
U	均匀分布 [0, 2]	Adida 等（2013）
μ	1	Adida 等（2013）
ϕ	0.9	Adida 等（2013）
c	[0, 1.6]	Adida 等（2013）
α	0.01	本书
β	0.015	本书
Δ	0.1	本书

注：①盈余（供过于求）心理成本是短缺（供不应求）心理成本 1.53 倍（Ho et al.，2010）。为此，我们假设供过于求的心理成本是供不应求心理成本的 1.5 倍。②图 4-4 和图 4-5 中的 c 分别等于 0.4 和 1.4。

第五章　消费者参考点建立和更新行为下接种犹豫及信息引导研究

第一节　引言

除了第四章中疫苗短缺现象之外，接种犹豫是需求方面造成疫苗覆盖率不足的主要因素之一（MacDonald and Hesitancy，2015）。然而，目前尚未有文献系统地回答以下两个问题：①为什么个体选择故意延迟决策（包括接种或者拒绝疫苗）而不是直接决策？②基于第一个问题的回答，政府应该采取何种措施提高疫苗需求？为此，本章尝试在参考点视角下，构建两阶段非策略性决策框架。其中，两阶段的差异性主要体现在信息的异质化：关于感染成本的信息是否可得，以及关于他人决策的信息是否披露。

在第一阶段，大规模传染性疾病尚未暴发，消费者（或个体）获取疾病信息（如感染成本和概率）是极其有限的。然而，作为预防疾病传播最为经济和有效的措施，接种疫苗却受到诸多深层次因素的影响。其中，冲突的文化因素往往形成两个参考点并导致个体延迟决策。为了说明这一潜在逻辑关系，本章以麻疹、腮腺炎和风疹三联疫苗（MMR vaccines）为例，从健康权威机构和社交网络两个维度展开相关论述。就健康权威机构（如中国或美国疾病预防控制中心）的视角而言，为了保护整体人群的社会福利，其推荐4~6岁儿童接种 MMR 三联疫苗（CDC，2019c），这使父母们形成一个参考点。不幸的是，这些父母们也同样身处于社交网络的误导信息或"反疫苗"的谣言之中，如 Andrew Wakefield 在 1998 年出版的文献中曾经错误地宣布 MMR 三联疫苗与儿童自闭症（Autism）存在某种联系（Larson et al.，2011）。尽管大量的科学研究证明这一联系是不存在的，但是这一谣言难免使这些父母形成另外一个参考点（CDC，2019c）。当健康权威机构的推荐和社交网络的谣言分别建立了以上相应的参考点时，这些父母（或个体）将做出不同的决策。一方面，这两个参考点可能使部分父母（定义为犹豫群体）同时接收到了以上矛盾信息，导致他们延迟决策直到第二阶段披露更多信息。另一方面，这两个参考点也可能使部分父母（定义为普通群体）接收到相同信息，如"反疫苗"谣言引起拒绝接种的结果，正好与健康权威机构不推荐过敏儿童接种疫苗的结论相同。此时，这些普通群体就免于矛盾信息导致的犹豫或推迟决策，相反，他们根据这些相同信息立即做出相应的决策。

在第二阶段，传染性疾病暴发以及政府机构（或其他权威信息源）披露更多信息，消费者知道感染成本以及普通群体的第一阶段决策信息，这促使犹豫人群更新参考点并产生相应的心理效用。本章将其分解为损失规避效应和同群效应：前者通过犹豫群体与普通群体之间的决策对比而突出心理效用的差异；后者强调普通群体中接种数量与未接种数量之间的相对大小。这两种效应之间的相互作用决定了犹豫群体最终是否接种疫苗的决策。

基于以上两阶段非策略决策模型的分析，之前提及的两个问题可以回答如下：①在第一阶段，参考点的建立和随之而来的矛盾信息共同导致了部分个体有意延迟决策（即接种犹豫），而不是立刻决策。随着第二阶段披露更多信息，这些延迟决策的个体更新参考点并最终做出决策。②基于以上参考点角度的分析和社会福利最大化的目标，政府应该努力消除疫苗文化影响中的不良因素，如夸大疫苗副作用以及低估疫苗有效性的"反疫苗"谣言。这一信息引导机制可以实现"一石二鸟"的效果：一方面，其弥补第一阶段参考点之间的差距，通过减少犹豫群体的数量直接增加第一阶段接种疫苗的数量；另一方面，增加犹豫群体在第二阶段的心理效用，并提高其接种疫苗的意愿。

本章内容安排如下：在不考虑疫苗犹豫的情境下，第二节分析两种策略，即健康权威机构的推荐策略和个体的疫苗接种策略；在考虑疫苗犹豫的情境下，第三节刻画了参考点视角下两阶段非策略决策框架以及分析市场均衡；第四节比较了两种情境下的疫苗需求；第五节从政府角度提出弥补以上需求差距的干预措施；第六节和第七节分别是数值实验和本章小结。

第二节 不考虑疫苗犹豫情境下的决策模型及其均衡分析

本章中连续性个体（或消费者）具有同质化的禀赋效用（$\overline{V}$）和异质化的疫苗副效用（r）（Brito et al.，1991），后者包含疫苗接种过程中产生的疼痛和其他副作用，以及后期引起的不良反应（或发病率）（Brito et al.，1991；Yamin and Gavious，2013）。疫苗副作用的概率密度函数和分布函数分别假设为 $f(r)$ 和 $F(r)$。$F(r)$ 在定义域 $[0,\ \overline{r}]$ 内单调递增，其互补分布函数为 $\overline{F}(r) = 1 - F(r)$。与疫苗副作用对个体决策产生重大影响相比，疫苗价格、接种消耗时间以及交通成本产生的影响较小（Brito et al.，1991；Yamin and Gavious，2013），不失一般性地，假设这些影响因素为零。这个假设有两方面作用，一方面暗示了权威（或官方）健康医疗机构不会由于疫苗价格以及非健康的其他因素而歧视患者；另一方面也使本章聚焦于研究疫苗异质化副作用对个体健康效用及其决策的影响。

本章定义 $U_i^j(r)$ 为个体 r 的健康效用，上标 $i = V$（即简化 vaccinate）和 N（即简化 unvaccinate）分别代表两种选择：接种与不接种；下标 $j = W$（即简化 with）和 O（即简化 without）分别代表是否考虑疫苗犹豫的情境。在不考虑疫苗犹豫的情境下，如果个体 r 选择接种疫苗，他（或她）将免疫于感染疾病并且产生健康效用 $U_V^O(r) = \bar{V} - r$；如果该个体拒绝接种疫苗，他（或她）将可能以副效用 $p(h)\beta$ 的代价被感染，相应地产生健康效用值为 $U_N^O(r) = \bar{V} - p(h)\beta$。其中，感染副效用 $p(h)\beta$ 由两部分决定：β 和 $p(h)$。第一部分是由感染者引起的所有直接或者间接成本，如门诊就医、住院以及死亡（Arifoğlu et al.，2012）。第二部分是感染概率 $(0 \leqslant p(h) \leqslant 1)$，其随接种人群比例 $h = F(r)$ 增加而递减，即 $p'(h) < 0$（Brito et al.，1991；Yamin and Gavious，2013；Arifoğlu et al.，2012）。为考虑经济含义，本章在定义域 $h \in [0,1]$ 内假设 $p''(h) > -\dfrac{1}{\beta(1-h)}$。同时，本节中涉及的所有参数（包含 $p(h)$、$\bar{V}$、r 和 β）为公共知识（Brito et al.，1991；Arifoğlu et al.，2012）。符号以及相关的定义见附表 5-1。

基于以上两种选择的分析，本节第一部分从全局视角分析权威健康机构的推荐策略，而第二部分从局部视角分析个体接种策略。

一、健康权威机构的推荐策略

就全局视角而言，健康权威机构的职责在于保护全部人群免于感染疾病而最大化其健康效用，这一职责主要通过决定 r 值来实现。数学表达式为：

$$W_A(r) = \int_0^r (\bar{V} - z)dF(z) + \int_r^{\bar{r}} [\bar{V} - p(h)\beta]dF(z)$$

其中，$h = F(r)$。根据本节开始时关于个体决策的分析，我们发现 $W_A(r)$ 的第一项和第二项分别代表接种人群和未接种人群的期望健康效用。如果 r_A 代表最大化整体人群健康效用下是否接种的无差异个体，那么引理 5.1 刻画了这一均衡结果：

引理 5.1 就全局视角而言，权威健康机构推荐疫苗副作用 $r \leqslant r_A$ 的个体接种疫苗，而不推荐疫苗副作用 $r > r_A$ 的个体接种疫苗。最优阈值 r_A 满足以下等式：

$$\beta p(h_A) - \beta p'(h_A)(1 - h_A) = r_A \tag{5-1}$$

其中，$h_A = F(r_A)$ 反映了整体人群健康效用最大化下疫苗覆盖率的最优阈值。进一步地，均衡接种人群的数量随着 β 值的增加而增加，即 $\frac{\partial h_A}{\partial \beta} > 0$。

式（5-1）的左边（或右边）代表了接种疫苗的边际收益（或成本）。边际收益受两方面的影响：个体边际收益（即直接保护接种人群以免于感染，$\beta p(h_A)$）和社会边际收益（即间接保护未接种人群以减少他们被感染的可能性，$-\beta p'(h_A)(1 - h_A)$[①]）。令边际收益等于边际成本可以得到整体人群健康效用最大化下的最优阈值。实际生活中，健康权威机构推荐疫苗所依据的最优阈值可以通过多种方式，如个体年龄和副作用的程度等。为了简化分析，本章假设这些相关因素都包含于疫苗副作用这一变量之中。在引理 5.1 中，$\frac{\partial h_A}{\partial \beta} > 0$ 说明：如果感染成本较高，健康机构将推荐更多个体接种疫苗。

此外，如果副作用 $r \leqslant r_A$ 的个体选择接种，那么不管剩下个体做什么选择，疫苗需求已经达到理想水平。因此，最优阈值 r_A 将作为本节第二部分中个体决策的有效性标准，也是第三节中考虑疫苗犹豫情境下的一个参考点。

二、个体疫苗接种策略

就局部视角而言，个体是否自愿接种疫苗的依据是最大化自身健康效用，而不是最大化整体人群的健康效用。也就是说，他（或她）根据成本—收益分析法权衡本节开始涉及的两种选择。如果定义 r_I 为 $U_V^O(r) = U_N^O(r)$ 条件下的解，即自愿条件下接种与否的无差异个体，那么引理 5.2 刻画了个体接种的均衡结果：

引理 5.2 就个体视角而言，疫苗副作用 $r \leqslant r_I$ 的个体选择接种，而疫苗副作用 $r > r_I$ 的个体选择拒绝接种。r_I 是等式 $r_I = p(h_I)\beta$ 的解，其中，均衡条件下疫苗接种比例为 $h_I = F(r_I)$。进一步地，自愿条件下接种疫苗的均衡比例小于最优化

[①] 由于 $p'(h_A)$ 是非正的，因此 $-\beta p'(h_A)(1 - h_A)$ 是非负的。

整体人群健康效用的疫苗覆盖率，即 $h_I < h_A$。

引理 5.2　表明自身健康效用最大化下（局部视角）存在无差异个体 r_I（Brito et al.，1991）。其中，$p(h_I)\beta$ 代表了接种者预防疾病感染而产生的边际收益，而 r_I 代表接种疫苗的边际成本（即接种副效用）。此外，对比引理 5.1 和引理 5.2 发现，h_I 与 h_A 之间的差距主要来源于疫苗外部性及其产生的社会边际收益。换言之，接种人群无法享受疫苗接种的全部收益，其中的部分收益（$-\beta p'(h_A)(1-h_A)$）则由未接种人群免费获得。因此，外部性间接地降低了疫苗接种意愿。

第三节　疫苗犹豫情境下决策模型及其均衡分析

在无疫苗犹豫情境的决策模型中，疫苗副作用和感染成本是公开信息。然而，公开信息的设置方式并不适用于疫苗（或接种）犹豫的实际情况。为此，本节考虑以下两种信息情况。首先，在传染性疾病暴发之前，疾病的感染成本并非一定是公共知识。其缘由是以麻疹为代表的部分传染病已经不再像以前一样频繁地出现（CDC，2019c；Patel and Berenson，2013），或以流感为代表的部分传染病可能随着时间推移而发生病毒变异（Chick et al.，2008；Brito，et al.，1991；Yamin and Gavious，2013）。这两种情况导致个体在不涉及外力影响的环境下，可能无法第一时间（即疾病暴发前）获取与感染成本相关的信息。其次，个体对疫苗过敏反应等相关副作用的认知受多方面因素的影响（Brito et al.，1991；Yamin and Gavious，2013）。

在这种信息设置下，如果将疾病暴发之前（或之后）的时期定义为第一阶段（或第二阶段），那么本节决策流程如图 5-1 所示。在第一阶段之前，制造商提供充足的疫苗供给，确保疫苗短缺不会影响个体决策行为（Brito et al.，1991；

Yamin and Gavious，2013）。这种设置也符合 MacDonald（2015）中对疫苗可得性的要求。在第一阶段，受疫苗信息多元化因素的影响，所有人形成两个参考点并产生相同或矛盾的信息，前者有助于部分个体直接做出决策，而后者迫使剩余个体故意延迟决策。在第二阶段，随着更多信息被公开，犹豫个体（如果存在的话）更新参考点并且做出最终决策。两阶段决策将在下文中通过模型展开详细阐述。

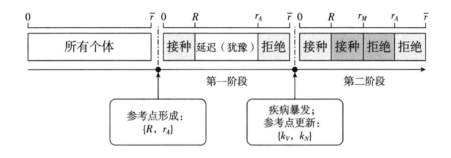

图 5-1　决策顺序

一、基于参考点建立的第一阶段决策

本节将在疫苗多元化信息影响下，研究参考点如何建立并刻画相应的个体决策。在第一阶段，个体虽然对感染成本知之甚少，但极易受到关于疫苗多元文化背景因素的影响，特别是全局因素和局部因素（Dube et al.，2013；Funk et al.，2010）。全局因素是指健康权威机构在最大化整体健康效用下的推荐策略，其决定的最优阈值 r_A 产生一个参考点。局部因素是指包括社会、历史、文化或政治等方面的影响，本章主要聚焦于社交网络因素及其产生的第二个参考点 R。这两个参考点的相对大小形成了以下三种情况以及相应的不同决策结果：

当 $r_A = R$ 时，个体从健康权威机构和社交网络中获取相同的信息，即疫苗副作用小于最优阈值（$r<r_A$）的个体应该接种疫苗，而疫苗副作用大于最优阈值（$r>r_A$）的个体应该拒绝接种疫苗。在这种理想状态下，个体根据以上相同的推荐信息做出相对应的决策。但是，在实际情况中，$r_A \neq R$ 是普遍存在的，如 $R<r_A$ 极易发生在快速传播的反疫苗谣言中（Larson et al.，2011），而 $r_A<R$ 则可能发生在高信任度的环境之中（Ronnerstrand，2016）。

当 $r_A>R$ 时，健康权威机构推荐（或不推荐）疫苗给副作用小于（或大于等于）最优阈值 r_A 的个体；然而，社交网络推荐（或不推荐）疫苗给副作用小于（或大于等于）最优阈值 R 的个体。在这两种推荐机制下，图 5-2 中第三条细实线部分（$r<R$ 或 $r \geq r_A$）的群体接收了相同的推荐信息（即接种或者拒绝疫苗）。相反，粗实线部分（$R \leq r<r_A$）的群体则经历矛盾信息：从 r_A 参考点角度，他们应该接种疫苗；而从 R 参考点角度，拒绝疫苗应该是他们的最优选择。本章将接收相同信息的个体定义为普通群体，而将接收矛盾信息的个体定义为犹豫群体。这一新刻画方法也符合 MacDonald（2015）中对犹豫群体的定义和分类，即疫苗犹豫个体（$R \leq r<r_A$）是处于积极接种疫苗（$r<R$）和完全拒绝疫苗（$r \geq r_A$）之间。在以往刻画策略延迟决策个体的文献中（Su，2009），第一阶段个体只能选择直接购买和推迟决策，而不会出现完全拒绝的选项，而本章中在短视型决策中同时出现以上三种选项，这也是本章和第六章在刻画消费者决策方面的主要区别。此外，采用这种刻画方法的另一个理由是，疫苗接种产生的即刻副作用及其漫长收益折现属性可能迫使个体接种行为是短视的，而非策略性行为。比如，接种 MMR 疫苗的收益只有在麻疹暴发并转移感染成本时才能得以体现；接种水痘疫苗的价值只有通过数年后避免带状疱疹（即 Zoster，一种在已经恢复人群中由水痘再次复活所引起的疾病）的感染才能获得（Jit and Mibei，2015）。因此，以上刻画疫苗犹豫群体及其延迟行为的新方法也适用于麻疹暴发的不确定性以及接种水痘疫苗的跨期折现收益等现象。

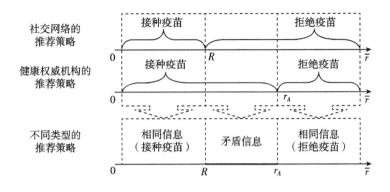

图 5-2 $r_A > R$ 条件下不同推荐信息以及决策

当 $r_A < R$ 时，副作用 $r < r_A$ 或 $r \geqslant R$ 的群体接收相同信息，而 $r_A \leqslant r < R$ 的群体经历矛盾信息。相同信息有助于 $r < r_A$ 的普通群体直接接种疫苗。此时，在不考虑疫苗犹豫群体决策的情况下，第一阶段疫苗接种比例已经足够达到理想的疫苗覆盖水平 $h = F(r_A)$[①]。这不符合"疫苗犹豫导致疫苗覆盖水平不足"的客观现实。为此，本章排除 $r_A < R$ 且集中分析第一阶段中 $r_A > R$ 的情况。

二、基于参考点更新的第二阶段决策

在参考点建立之后，本部分研究第二阶段参考点更新，并且刻画犹豫群体的决策行为。

1. 普通群体决策信息及参考点更新

犹豫群体虽然选择延迟决策，但是并没有离开疫苗市场。相反，这些犹豫群体以 s 单位的搜寻成本（如为了收集信息而花费的时间和金钱成本）获得第二阶段的相关信息。犹豫群体凭借这些信息更新参考点，并受行为（或认知）因素的影响最终决策是否接种疫苗。本部分集中于分析参考点的结构以及引入行为因素的原因。

———————————

① 第五章的第二节已经分析理想的疫苗覆盖水平。

首先，第二阶段的参考点以参考组的形式构成，即接种参考组（定义为 k_V）和未接种参考组（定义为 k_N）。每个参考组涉及三种属性：普通群体中接种（或未接种）的比例、接种副作用以及健康效用。具体而言，接种参考组由 $k_V = \{q_V, r_V, \overline{V}\}$ 表示，代表普通群体中一定比例的个体 $q_V = \dfrac{F(R)}{F(R) + \overline{F}(r_A)}$ 以平均副作用 $r_V = \int_0^R rf(r)\,dr$ [①]的成本接种疫苗保护自己预防疾病感染，并获得健康效用 $\overline{V}$。

类似地，未接种参考组由 $k_N = \{q_N, 0, \overline{V} - p(h_U)\beta\}$ 表示，代表普通群体中一定比例的个体 $q_N = \dfrac{\overline{F}(r_A)}{F(R) + \overline{F}(r_A)}$ 拒绝疫苗，并以零疫苗副作用的成本获得健康效用 $\overline{V} - p(h_U)\beta$。

以下几点值得注意：①本模型的搜寻成本是指收集参考点更新信息所产生的相应成本，而不是疫苗短缺背景下搜寻疫苗成本（Arifoğlu et al.，2012）。为了简化模型，假设搜寻成本以及参考点更新对于所有犹豫群体是同质的。②h_U 是指在理性预期的条件下，犹豫个体预期的全部人群接种比例等于最终疫苗覆盖率。③普通群体中接种（或未接种）比例反映了选择不同参考组的概率，也就是说，由于矛盾信息迫使犹豫人群处于一个不确定性的环境中，他们可能以 q_V 的概率选择接种的普通人群作为参考组，也可能以 q_N 的概率选择未接种的普通群体作为参考组。④本模型参考点从第一阶段到第二阶段的调整过程也暗示了两个核心因素：一方面，延迟决策是为了搜寻更多其他信息；另一方面，这些信息来源于第一阶段普通群体的决策。

其次，在参考点更新或调整之后，犹豫群体表现出某些行为特征（Betsch et al.，2015）。在这些可能发生的行为特征中，参考依赖和损失规避偏好是一种

---

① r_V 代表普通群体中接种个体的平均疫苗副作用。为了后文分析，我们从技术方面进行以下假设：一是 $r_V > s$ 确保命题 5.2 最优解的存在性；二是 $r_V = \int_0^R zdF(z) < R$ 可以形成疫苗副作用维度方面的心理损失。

心理认知偏差，是指与高于参考点的得到相比，个体对低于参考点的损失更加敏感（Koszegi and Rabin，2006；Kahneman and Tversky，1979）。现实生活中常见的一个例子，如果个体参考点为零，损失100元人民币所产生的"厌恶程度"远远大于得到同等数量人民币产生的"喜悦程度"。如果定义 $\lambda(\lambda>1)$ 为损失规避相关系数，那么个体心理损失程度 $\lambda\times(100-0)$ 远远大于心理得到程度（100-0）。显然，参考点在刻画心理得失过程中发挥重要作用。与此同时，涉及参考点的参考依赖和损失规避偏好或现象也存在于疫苗以及健康方面：相对于疫苗可预防性疾病带来的感染损失而言，个体更加厌恶接种疫苗带来的损失，如不良反应等相关伤害（Patel and Berenson，2013；Dube et al.，2013）。因此，本节借鉴以上两种偏好的本质（Koszegi and Rabin，2006；Kahneman and Tversky，1979），并拓展第一阶段的参考点至第二阶段的参考组（即犹豫群体常常将普通群体的决策信息作为第二阶段的参考组），通过下文模型刻画疫苗犹豫群体的决策过程。

2. 第二阶段参考点更新的决策模型

随着单一参考点向多维参考组（或单一属性向多种属性）的调整与更新，犹豫群体的效用函数也发生相应的改变。借鉴 Koszegi 和 Rabin（2006）的效用函数，犹豫个体的效用不仅包含自身决策产生的直接效用，还包含由自身决策与参考组（即普通群体的决策）对比而产生的心理效用。其中，心理效用是指分别在健康效用和疫苗副作用两个维度上产生的心理得到和心理损失，前者说明对比产生的值为正，而后者说明对比产生的值为负，并且这个负值将乘以损失规避系数。不失一般性地，假设全部犹豫个体以同质化的方式感知损失规避偏好。

基于以上分析，犹豫个体（$R \leqslant r < r_A$）接种疫苗的效用函数为：

$$U_V^W(r) = \bar{V} - (r+s)$$

$$+ q_V \left[(\bar{V} - \underline{V}) \underbrace{- \lambda(r+s-r_V)}_{\text{接种损失}} \right]$$

$$+ q_N \left\{ \left[\bar{V} - (\bar{V} - p(h_U)\beta) \right] - \lambda(r+s-0) \right\} \tag{5-2}$$

其中，λ 是损失规避系数且 $h_U = F(r)$。式(5-2)的第一项代表了接种疫苗的直接效用，即犹豫个体以 r 单位的疫苗副作用和 s 单位的搜寻成本为代价获得健康效用 $\bar{V}$。剩余两行共同反映了由比较而产生的心理效用，即每个犹豫者把自己的接种决策与普通群体的决策（即更新的参考组 $\{k_V, k_N\}$）进行比较。一方面，犹豫个体把自己的接种决策与参考组 k_V（即接种疫苗的普通群体以 r_V 单位疫苗副作用为代价获得健康效用 $\bar{V}$）相比较，在疫苗副作用方面得到的值为负，即心理损失为 $-\lambda(r+s-r_V)$；在健康效用方面比较得到的值为非负，即心理得到 $(\bar{V}-\bar{V})$。随后，以 q_V 的概率结合以上的心理得到和损失，可以得到式(5-2)中第二行的心理效用。另一方面，犹豫个体把自己的拒绝决策与参考组 k_N（拒绝接种疫苗的普通群体以零单位的疫苗副作用获得 $(\bar{V}-p(h_U)\beta)$ 单位的健康作用）相比，在疫苗副作用方面得到的值为负，即心理损失为 $-\lambda(r+s-0)$；在健康作用方面比较所产生的值为正，即心理得到为 $[\bar{V}-(\bar{V}-\beta p(h_u))]$。随后，以 q_N 的概率结合以上心理得到和损失，可以得到式(5-2)中第三行的心理效用。

类似地，犹豫个体（$R \le r < r_A$）拒绝接种疫苗的效用函数为：

$$U_N^W(r) = [\bar{V}-p(h_U)\beta] - s$$

$$+q_V \left\{ [r_V-(0+s)] \underbrace{-\lambda[\bar{V}-(\bar{V}-p(h_U)\beta)]}_{\text{感染损失}} \right\}$$

$$+q_N \{ [(\bar{V}-p(h_U)\beta)-(\bar{V}-p(h_U)\beta)] - \lambda(s-0) \} \tag{5-3}$$

式（5-3）的第一行代表了拒绝疫苗所产生的直接效用，即拒绝接种的犹豫个体可能被感染并以 s 单位的搜寻成本获得健康效用 $(\bar{V}-p(h_U)\beta)$。剩余两行共同反映了由比较而产生的心理效用，即犹豫个体比较自身拒绝决策和普通个体决策（更新的参考组 $\{k_V, k_N\}$）而产生的心理效用。一方面，犹豫个体将自身拒绝决策与参考组 k_V 相比，在疫苗副作用方面得到的值为正，即心理得到为 $[r_V-(s+0)]$；相反，在健康效用方面的比较是负，即心理损失为 $-\lambda[\bar{V}-(\bar{V}-$

$p(h_U)\beta]$。随后，以 q_V 的概率结合以上心理得到和损失，可以得到式（5-3）中第二行的心理效用。另一方面，犹豫个体将自身拒绝决策比较于参考组 k_N，在疫苗副作用方面得到的值为负，即心理损失为 $-\lambda(s-0)$；相反，在健康效用方面比较得到的值为正，即心理得到为 $[(\overline{V}-p(h_U)\beta)-(\overline{V}-p(h_U)\beta)]$。随后，以 q_N 的概率将以上心理得到和心理损失相结合，可以得到式（5-3）第三行中的心理效用。

在式（5-2）和式（5-3）下，如果将 $\varphi_U(r)=U_V^W(r)-U_N^W(r)$ 定义为犹豫个体（$R\leqslant r<r_A$）的超额效用，那么命题5.1描述了这一均衡结果。

命题5.1　当考虑参考点的建立和更新时，疫苗副作用小于最优阈值（r_U）的个体选择接种疫苗，而疫苗副作用大于最优阈值（r_U）的个体选择拒绝接种。具体而言，

$$r_U=\begin{cases} r_A, & \varphi_U(r_A)\geqslant 0, \\ r_U^*, & \varphi_U(R)>0 \text{ 和 } \varphi_U(r_A)<0, \\ R, & \varphi_U(R)\leqslant 0, \end{cases}$$

其中，r_U^* 是下面隐函数的最优解：

$$r_U^*-p(h_U^*)\beta=\frac{\lambda-1}{\lambda+1}\underbrace{[q_V(r_V-s)-q_Np(h_U^*)\beta]}_{\text{净心理效用}} \tag{5-4}$$

$h_U^*=F(r_U^*)$ 代表了疫苗最优覆盖水平。

式（5-4）左边和右边分别代表净直接效用（Net Utility）和净心理效用（Net Psychological Utility），后者来源于两方面：损失规避偏好和参考点 $\{k_V, k_N\}$。之前研究尚未考虑这两方面的影响，例如 Brito 等（1991）的竞争均衡和前文个体疫苗接种的策略都是本节模型 $\lambda=1$ 的特例。此外，由于 $\dfrac{\partial[r_U^*-p(h_U^*)\beta]}{\partial r_U^*}=$

$1-p'(h_U^*)\beta>0$，增加净心理效用必须通过最优阈值 r_U^* 的增加才能满足式（5-4）。下文将对式（5-4）展开详细的均衡分析。

三、市场均衡分析

本部分分析核心参数（s，R 和 β）对命题 5.1 中均衡结果的影响。

命题 5.2　参考点视角下，接种疫苗的比例随着搜寻成本（s）的增加而增加，随着感染成本（β）和参考点（R）的增加而减少。

命题 5.2 说明了搜寻成本对疫苗覆盖率的影响：更高的搜寻成本直接减少了接种疫苗带来的健康效用，降低了犹豫群体中疫苗接种比例。然而，感染成本 β 或参考点 R 增加心理效用进而提高疫苗覆盖率的结论却是不明显。为了说明这种影响，对比自身决策和参考点（即普通人群的决策），可以发现参考点引起两种效应：损失规避效应和同群效应。前者强调在心理效用维度的比较，后者突出在数量维度的比较。下文将首先分析参考点如何形成这两种效应，其次再详细地阐述这两种效应如何影响疫苗接种比例。

（1）损失规避效应包含两部分。一部分是疫苗接种损失，其是在疫苗副效用维度的比较而产生的心理损失，即犹豫个体将自己接种疫苗的副作用以及搜寻成本与普通群体的疫苗接种副作用比较。这一比较产生的数值为负并且通过损失规避偏好加剧，最终产生式（5-2）中的接种损失 $-\lambda(r+s-r_V)$。另一部分是感染损失，它是在健康效用维度的比较而产生的心理损失。也就是说，拒绝接种疫苗的犹豫个体将自己的健康效用 $\bar{V}-p(h_U)\beta$ 比较于普通人群的健康效用（$\bar{V}$）。类似地，这一比较产生的数值为负并且通过损失规避偏好加剧，最终产生式（5-3）中的感染损失为 $-\lambda[\bar{V}-(\bar{V}-p(h_U)\beta)]$。

以上来源分析表明：接种损失和感染损失的本质是一种损失规避和参考依赖偏好引起的心理损失，并且其受到参考点更新中参数 r_V（依赖于 R）或 β 的影响。一方面，提高 R 将增加普通人群的平均疫苗副作用 r_V，缓解接种损失的程度 $-\lambda(r+s-r_V)$，进而直接增加犹豫人群接种疫苗的健康效用 $U_V^W(r)$，有利于提高疫苗覆盖率。另一方面，增加感染成本 β 将使犹豫个体经历更大程度的感染损失

$-\lambda[\overline{V}-(\overline{V}-p(h_U)\beta)]$，直接减少犹豫个体拒绝疫苗的健康效用。这反过来增加犹豫个体接种疫苗的意愿，进而提高疫苗覆盖率水平。

（2）同群效用是由两种相反的因素构成：趋同性和非趋同性。趋同性是指每个犹豫个体有动机跟随普通人群接种疫苗的决策（Bodinebaron et al.，2013）。类似地，非趋同性是指受"搭便车"行为的影响，犹豫个体倾向于跟随普通群体拒绝疫苗的决策。显然地，不同于损失规避效应突出心理效用的比较，同群效应更加强调数量方面的比较。

分析同群效应的形成机理之后，接下来研究 β（或 R）与最优阈值 r_U^* 之间的关系。在本章附录 A 命题 5.2 的证明中，$\dfrac{\partial q_V}{\partial \beta}>0$ 和 $\dfrac{\partial q_N}{\partial \beta}<0$ 表明：较大数值的 β 将增加趋同性 $q_V = \dfrac{F(R)}{F(R)+\overline{F}(r_A)}$ 而减少非趋同性 $q_N = \dfrac{\overline{F}(r_A)}{F(R)+\overline{F}(r_A)}$。值得注意的是，在式（5-4）的净心理效用中，非趋同的同群效用前为负号。因此，增加的趋同效用和减少的非趋同效用共同提高了净心理效用（即式（5-4）的右边）。根据前文对式（5-4）的分析：由于 $\dfrac{\partial[r_U^*-p(h_U^*)\beta]}{\partial r_U^*}=1-p'(h_U^*)$ $\beta>0$，净心理效用的增加必须通过最优阈值 r_U^* 的增加才能满足式（5-4），进而导致更多犹豫个体选择接种疫苗。类似地，R 的增加对最优阈值 r_U^* 也有同样的影响。

第四节　两种情境下疫苗需求的比较分析

第三节阐述了考虑疫苗犹豫情境下，两个阶段决策模型以及一些参数（s、R 和 β）产生的不同影响。然而，不同情境下（是否有疫苗犹豫）疫苗需求量之间的关系尚未给出相关条件加以论证。为此，本节构建一个简单的模型：疫苗副作

用 r 在 $[0, \bar{r}]$ 的定义域内符合均匀分布,并且感染概率是疫苗接种比例的线性函数(Brito et al., 1991),即 $p(h)=1-h$。命题 5.3 阐述了不同情境下(是否有疫苗犹豫)疫苗需求之间的关系:

命题 5.3 如果 $R\left(\dfrac{R^2}{2\bar{r}}-s\right) >$(或$<$)$\dfrac{\beta\bar{r}^3}{(2\beta+\bar{r})\times(\bar{r}+\beta)}$,疫苗犹豫情境下的疫苗需求量大于(或者小于)不考虑疫苗犹豫情境下的疫苗需求。如果 $R\left(\dfrac{R^2}{2\bar{r}}-s\right) = \dfrac{\beta\bar{r}^3}{(2\beta+\bar{r})\times(\bar{r}+\beta)}$,这两种需求是相等的。

命题 5.3 表明给定搜寻成本,两种情境下均衡结果之间的差距取决于参数 R 和 β 之间的相对大小。在图 5-3 中,案例(a)反映了前文中不考虑疫苗犹豫情境下的均衡结果,案例(b)(或 c)反映了 $R\left(\dfrac{R^2}{2\bar{r}}-s\right) >$(或$<$)$\dfrac{\beta\bar{r}^3}{(2\beta+\bar{r})\times(\bar{r}+\beta)}$ 条件下考虑疫苗犹豫情境下的均衡结果。其中,r_I、r_{MB} 和 r_{MC} 分别指代案例(a)、(b)和(c)中接种与否的无差异个体。在案例(b)和(c)中疫苗副作用 $R \leqslant r < r_A$ 的个体代表推迟决策的疫苗犹豫群体。其中,R 与 r_{MB}(或 r_{MC})之间的犹豫个体选择延迟接种疫苗,而 r_{MB}(或 r_{MC})与 r_A 之间的犹豫个体选择延迟拒绝接种疫苗。在案例(a)中,疫苗副作用 $r_I < r < r_A$ 的个体直接拒绝接种疫苗并利用疫苗外部性来最大化他们自己的健康效用,而不是接种疫苗最大化整个人群的健康效用。这印证了前文疫苗外部性导致次优疫苗覆盖率的结论。

图 5-3 说明,案例(a)和案例(b)的均衡结果并非是相同的。部分个体(定义为转换人群 B)在案例(a)中选择直接拒绝接种疫苗,而在案例(b)中选择延迟接种疫苗,这增加了均衡状态下的疫苗覆盖率。本质上,案例(b)中参考点效用减少了由于疫苗外部性而拒绝接种疫苗的人数(即案例(a)中 $r_I < r < r_A$)。为了便于解释这一过程,首先,把 $R\left(\dfrac{R^2}{2\bar{r}}-s\right) > \dfrac{\beta\bar{r}^3}{(2\beta+\bar{r})\times(\bar{r}+\beta)}$ 写为 $q_V \dfrac{\beta+\bar{r}}{\beta\bar{r}} >$

$q_N \dfrac{1}{r_V-s}$①。其次，根据前文的损失规避效应（包括感染损失和接种损失）以及同群效应，可以得到以下解释：趋同的同群效应（q_V）以及感染损失（取决于 β）可以共同提高疫苗接种程度 $q_V \dfrac{\beta+\bar{r}}{\beta\bar{r}}$，而非趋同的同群效应（$q_N$）以及接种损失（取决于 r_V）则共同提高了疫苗拒绝程度 $q_N \dfrac{1}{r_V-s}$，如果接种疫苗的程度优于拒绝接种疫苗的程度，那么疫苗犹豫情境下的疫苗需求将高于不考虑疫苗犹豫情境下的疫苗需求。

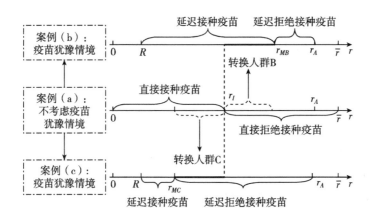

图 5-3　不同情境下疫苗市场均衡结果

此外，图 5-3 中案例（a）和案例（c）的均衡结果也可能存在差异，即部分比例的个体（定义为转换人群 C）在案例（a）中选择直接接种疫苗，而在案例（c）中选择延迟拒绝接种疫苗，进而减少了疫苗犹豫情境下的均衡疫苗覆盖率。这一结果说明参考点加剧了疫苗外部性的程度，减少了疫苗接种的比例。其背后的原因也可以用上段中的解释来说明：如果拒绝接种疫苗程度

①　详见第五章附录 A 中命题 5.3 证明的第二步。

（取决于接种损失和非趋同的同群效应）优于接种疫苗程度（取决于感染损失和趋同的同群效应），则疫苗犹豫情境下的疫苗需求量低于不考虑疫苗犹豫情境下的疫苗需求量。

第五节　政府信息引导机制

在第三节和第四节中，参考点的建立和更新解释了疫苗犹豫现象。其中，矛盾信息是引起次优疫苗覆盖率的根源，也是一种信息成本。政府应该试图建立以科学沟通为主的信息引导机制来努力降低这一成本，优化疫苗需求以及社会福利①。例如，CDC 发放一系列宣传册来消除关于疫苗的矛盾信息，提高公众获得信息的准确度（CDC，2019c）。

本节将政府的努力程度定义为 e（$0 \leqslant e \leqslant \bar{e}$），而如何把参考点构建为政府努力程度的函数以及这一努力将引起哪些成本，是政府信息引导机制的核心问题。第一，在 Yan 和 Zaric（2017）的研究中，线性函数的处理方法已经用于刻画促销努力与引致疫苗需求之间的关系。借鉴以上研究，本节假设线性函数 $R_G = R + e$，建立政府努力与相应参考点（即引致参考点，即 R_G）之间的关系。第二，在 Yan 和 Zaric（2017）的研究中，促销努力的相关成本是 e 的单调递增的凸函数。同时，在 Kandhway 和 Kuri（2014）的研究中，Maki Thompson 谣言模型刻画了信息传播的控制程度会引起二次函数的非线性成本。基于这些研究以及简化模型的目的，本节假设消除矛盾信息的努力是非线性成本，即 $c(e) = \dfrac{\varepsilon e^2}{2}$，其中，$0 \leqslant e \leqslant \bar{e}$ 和 $\varepsilon > 0$。特别地，$\bar{e} = r_A - R$ 代表了政府完全消除了所有矛盾信息，那么整个

---

① 健康权威机构希望通过推荐策略最大化全部人群的健康效用。然而，不同于健康权威机构的这一目的，政府的目的是最大化含全部人群的健康效用和其他因素在内的社会福利（社会福利函数的具体形式在后文中介绍）。

群体接收相同信息。在这种情境下，个体决策只受到健康权威机构推荐策略的影响；相反，$e=0$ 代表矛盾信息是普遍存在的。另外，只要政府干预的成本函数是 e 的单调递增凸函数，其他形式的成本函数也是可以采用的，但是主要结论和相关启示仍然成立。

在第三节的决策流程中引入政府信息引导机制。也就是说，在第一阶段所有群体接种疫苗前，政府努力消除矛盾信息，同时，生产商疫苗供给充足。其他决策流程保持不变。政府追求的社会福利函数为：

$$W_G(e) = \int_0^{r_G(e)} (\bar{V} - z) dF(z) + \int_{r_G(e)}^{\bar{r}} [\bar{V} - p(h_G)\beta] dF(z) -$$

$$\frac{\varepsilon e^2}{2} - s[F(r_A) - F(R_G)]$$

其中，$r_G(e)$ 指代政府干预下接种疫苗与否的无差异个体，而 $h_G = F[r_G(e)]$ 是政府干预下的疫苗接种比例。社会福利函数的第一项和第二项分别反映了疫苗接种人群和疫苗拒绝人群的健康效用，第三项代表了政府努力的成本，最后一项刻画了犹豫群体的搜寻成本。为了简化模型且考虑经济学含义，本节研究一种特例情况：r 服从于 $[0, \bar{r}]$ 内均匀分布和线性的感染概率 $[p(h_G) = 1 - r_G(e)]$，以及 ε 满足一定特定条件①确保均衡解的存在性。基于以上假设，命题 5.4 刻画了政府最优努力程度。

命题 5.4　当考虑参考点的形成和更新时，政府干预的最优努力水平可以将 R 的值提高到 R_G^*，进而政府可以最大化社会福利。具体而言，e^* 是以下隐函数的最优解：

$$\left[2\left(1 - \frac{r(e^*)}{\bar{r}}\right)\beta - r(e^*) \right] \left(\frac{\partial r_G(e)}{\partial e}\bigg|_{e=e^*} \right) - \left(\frac{\partial c(e)}{\partial e}\bigg|_{e=e^*} \right) + \frac{s}{\bar{r}} = 0$$

---

① 为了确保政府信息引导机制下非零最优努力，假设 ε 满足以下条件：（1）$-\left(\frac{2\beta}{\bar{r}}+1\right) \times \left(\frac{\partial r}{\partial e}\bigg|_{e=e^*}\right)^2 + \left[2\beta - \left(\frac{2\beta}{\bar{r}}+1\right)r\right] \times \left(\frac{\partial^2 r}{\partial e^2}\bigg|_{e=e^*}\right) < \bar{r}\varepsilon$；和（2）$\frac{s}{\bar{r}} < \varepsilon \bar{e}$。

命题 5.4 表明了通过提高 R 的值到 R_G^* 可以消除矛盾信息，进而提高疫苗接种率。这一结果主要是由两方面因素造成的。一方面，提高 R 减少第一阶段两个参考点之间的差距，促使部分犹豫人群直接接种疫苗（$R < r < R_G^*$）。另一方面，较大的 R 值通过影响损失规避效用和同群效用，增加第二阶段犹豫人群接种疫苗的效用，同时，减少相应人群拒绝接种的效用。下节的数值实验阐述了不同参数下社会福利与政府干预之间的存在性以及其关系。

第六节　数值实验

本节数值实验主要有两个目的。第一，研究不同参数的变动如何影响疫苗犹豫程度（即第一期推迟决策的人数）以及总疫苗覆盖率，即两种情境中（是否存在疫苗犹豫现象）疫苗需求量差距的影响因素分析。第二，论证政府信息引导均衡结果的存在性，即是否存在政府的最优努力水平和相应的最大社会福利水平；如果存在，进一步研究参考点（R）和感染成本（β）的变动是如何影响上述均衡结果。

在开展数值实验之前，表 5-1 说明了本节参数的取值范围以及主要来源。首先，Meltzer 等（1999）在季节性流感暴发之际估计了不同环境下疫苗副作用带来的总成本（r）：低成本环境下每个病人的总成本是 21.26 美元，而高成本环境下相应的总成本是 62.26 美元。为了突出敏感性分析，本节考虑 r 在 $[0, 100]$ 定义域内是均匀分布的。其次，选择 $\overline{V} = 100$ 是对 Arifoğlu 等（2012）中 $\overline{V} = 0$ 进行不失一般性的拓展假设，而选择 $\varepsilon = 0.005$ 是为了敏感性分析。最后，正如前文所述，R 值应该小于 r_A（r_A 受到 β 和 $\overline{r}$ 的共同影响），即 $R < r_A$。值得注意的是，为了研究局部因素的影响，本节提及的参考点专指 R。

表 5-1 相关参数赋值

参数	数值	来源
λ	3	Heidhues and Koszegi（2008）
β	{100, 300, 500, 1500, 2000}	Chick 等（2008）；Arifoğlu 等（2012）
r	[0, 100]	Meltzer 等（1999）
$\overline{V}$	100	本书
s	{0.1, 1, 2, 3, 4}	Arifoğlu 等（2012）
R	{20, 30, 40, 50, 60}	本书
ε	0.005	本书

一、疫苗犹豫（或延迟决策）的影响

为了衡量疫苗犹豫对疫苗覆盖率的影响，本节以不考虑疫苗犹豫情境下疫苗覆盖率为基准，并且定义 $\frac{r_U - r_I}{r_I}$ 为比例差。正比例差说明，疫苗犹豫提高了疫苗覆盖率，而负比例差暗示了相反的作用。基于以上条件，表 5-2、表 5-3 和表 5-4 列出了相关数值实验。其中，表 5-2 和表 5-3 括号中负比例差受不等式 $r_U \geq R$ 的限制应该被剔除。这一不等式来源于命题 5.1，第二阶段无差异犹豫个体的疫苗副作用（r_U）应该大于第一阶段普通个体的最大疫苗副作用（R）。换言之，在第一阶段，任何疫苗副作用小于 R（即 $r < R$）的个体都选择直接接种疫苗，而疫苗副作用处于 $R < r < r_U$ 区间的个体都倾向于延迟接种决策直到第二阶段。以表 5-2 第二行中的括号内 $\frac{r_U - r_I}{r_I} = -7.94\%$ 为例，$r_U = 46.03$ 小于 $R = 50$，这说明疫苗副作用处于 $46.03 < r < 50$ 区间的个体应该在第一阶段接种疫苗。因此，$r_U = 46.03$ 应该被 $r_U = R = 50$ 取代；相应地，负比例差 -7.94% 应该被零取代。

表 5-2、表 5-3 和表 5-4 中表明了以下几种情况：

第一，在疫苗犹豫情境下，给定其他参数不变，感染成本 β（见表 5-2）或者参考点 R（见表 5-3）提高将导致疫苗覆盖率 r_U 的增加。相反，搜寻成本

（s）增加将降低疫苗覆盖率（见表5-4）。这些数值实验恰好验证了命题5.2的相关结论：疫苗犹豫情境下的均衡覆盖率是感染成本 β、参考点 R 和搜寻成本 s 的单调函数。

第二，随着 R 或者 β 的变动，比例差可能存在由负变为正的可能性。例如，表5-2的2~4，表5-3的1~4以及5~8。这些实验表明：疫苗犹豫情境下疫苗覆盖率并非总是低于无疫苗犹豫情境下的疫苗覆盖率，二者之间的相对大小综合取决于感染成本、参考点以及搜寻成本等诸多因素。也就是说，在疫苗犹豫的情境下 R 值提高到一定程度（如 $R=60$）可能增加疫苗覆盖率，甚至超过不考虑疫苗犹豫情境下的疫苗覆盖率。这一结论验证了命题5.3的正确性，更为重要的是说明了政府干预疫苗犹豫（或者延迟决策）以提高疫苗覆盖率的可能性。

表5-2　感染成本对均衡状态下比例差的影响

	参数			均衡疫苗覆盖率		比例差
	感染成本（β）	参考点（R）	搜寻成本（s）	$r_U(r_U \geqslant R)$	r_I	$\dfrac{r_U-r_I}{r_I}$
1	100	50	3	50（46.03）	50.00	0（-7.94%）
2	500	50	3	82.91	83.33	-0.51%
3	1000	50	3	90.95	90.91	0.04%
4	2000	50	3	95.35	95.24	0.12%
5	100	60	3	60（47.75）	50.00	20%（-4.51%）
6	500	60	3	83.52	83.33	0.22%
7	1000	60	3	91.25	90.91	0.37%
8	2000	60	3	95.50	95.24	0.27%

表5-3　参考点对均衡状态下比例差的影响

	参数			均衡疫苗覆盖率		比例差
	感染成本（β）	参考点（R）	搜寻成本（s）	$r_U(r_U \geqslant R)$	r_I	$\dfrac{r_U-r_I}{r_I}$
1	100	30	3	42.63	50.00	-14.74%
2	100	40	3	44.36	50.00	-11.28%

续表

	参数			均衡疫苗覆盖率		比例差
	感染成本（β）	参考点（R）	搜寻成本（s）	$r_U(r_U \geq R)$	r_I	$\dfrac{r_U - r_I}{r_I}$
3	100	50	3	50（46.03）	50.00	0（−7.94%）
4	100	60	3	60（47.75）	50.00	20%（−4.51%）
5	2000	30	3	95.10	95.24	−0.15%
6	2000	40	3	95.22	95.24	−0.02%
7	2000	50	3	95.35	95.24	0.12%
8	2000	60	3	95.50	95.24	0.27%

最后，表5-3对比了低和高感染成本下两种均衡结果并发现：相对于高感染成本而言，低感染成本情境下同一水平参考点的变动对比例差的影响更为明显。例如，当$\beta = 100$时（低感染成本），参考点从$R = 30$提高到$R = 60$导致比例差急剧地从−14.74%增长至20%。相反，当$\beta = 2000$时（高感染成本），相同水平的R变动带来的影响是不明显的，仅从−0.15%增长至0.27%。这些数值实验说明由参考点引起的矛盾信息对低感染成本下（相对于高感染成本）的疫苗覆盖率影响更为显著。类似的结论也出现在表5-4中，如果搜寻成本从$s = 1$变动到$s = 4$，这导致低感染成本情境下（$\beta = 100$）的比例差从−10.67%下降到−11.59%，而高感染成本情境下（$\beta = 1000$）的比例差仅从−0.18%下降至−0.32%。因此，在低感染成本情况下，搜寻成本和参考点对疫苗覆盖率起到更加重要的作用。

表5-4　搜寻成本对均衡状态下比例差的影响

	参数			均衡疫苗覆盖率		比例差
	感染成本（β）	参考点（R）	搜寻成本（s）	$r_U(r_U \geq R)$	r_I	$\dfrac{r_U - r_I}{r_I}$
1	1000	40	1	90.75	90.91	−0.18%
2	1000	40	2	90.70	90.91	−0.23%
3	1000	40	3	90.66	90.91	−0.27%
4	1000	40	4	90.62	90.91	−0.32%

	参数			均衡疫苗覆盖率		比例差
	感染成本（β）	参考点（R）	搜寻成本（s）	$r_U(r_U \geqslant R)$	r_I	$\dfrac{r_U - r_I}{r_I}$
5	100	40	1	44.67	50.00	−10.67%
6	100	40	2	44.51	50.00	−10.97%
7	100	40	3	44.36	50.00	−11.28%
8	100	40	4	44.21	50.00	−11.59%

二、最优努力程度和最大化社会福利的敏感性分析

本节将注意力集中于政府信息引导下的最优努力程度以及最大社会福利。图 5-4 中实心五角星刻画了不同参数下最优努力程度和最大社会福利的存在性。

在图 5-4 的左侧，最优努力程度和相应的最大化社会福利随着感染成本的减少（从 $\beta = 2000$ 到 $\beta = 300$）而增加。这一递增趋势说明：降低感染成本可以增加社会福利，同时为实现最优化社会福利下的最优努力程度也需要相应地提高，特别是在低感染成本的情况下。然而，这一趋势并不适应于 $\beta = 100$ 这一特例。换言之，刻画政府努力程度（$e = 24$）和相应最优社会福利的空心五角星并非是 $\beta = 100$ 的最优水平（即实心五角星的位置）。基于第五节中的相关定义，这一特例出现的原因在于政府努力程度水平的范围 $0 \leqslant e \leqslant \bar{e}(\bar{e} = r_A - R)$。具体而言，低感染成本 $\beta = 100$ 和参考点 $R = 50$ 共同决定了最大的政府努力程度为 $\bar{e} = 16.5$。在有限制的范围内，$0 \leqslant e \leqslant 16.5$，最优政府努力只能达到最大值 $e^* = 16.5$，而相应的最大化社会福利水平为 $W_G^* = 64.5$，这两者体现在实心最优五角星的位置，而不是空心五角星。在图 5-4 的右侧，参考点从 $R = 60$ 变动到 $R = 20$ 增加矛盾信息，政府为社会福利最大化而提高消除矛盾信息的最优努力程度。然而，越高的最优政府努力水平也要求增加相应的成本，最终减少了不同参考点水平下的最大化社会福利水平。

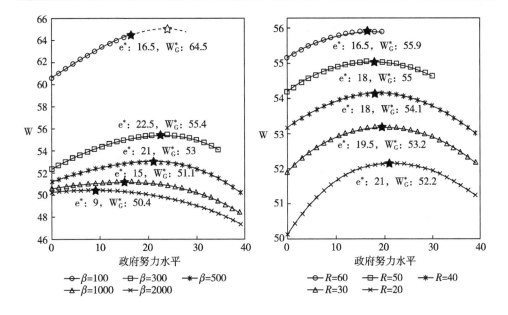

图5-4　不同参数下最优努力程度和最大化社会福利

综上所述，图5-4表明：在低感染成本和低参考点的背景下，政府需要提高政府努力水平来消除矛盾信息，实现最大化社会福利。

第七节　本章小结

基于多元化信息和非策略性决策行为，本章刻画了参考点视角下的个体两阶段决策及其均衡结果，提出了短视型疫苗犹豫的分析框架。在第一阶段，受多元信息的影响，所有个体建立参考点并接受矛盾或相同信息，矛盾信息引起犹豫个体的延迟决策，相同信息则有助于普通人群直接决策。随着更多信息（包括普通人群接种信息）出现在第二阶段，犹豫者更新参考点并产生心理效用，最终做出是否接种的决策。不同于之前研究将延迟决策作为疫苗覆盖率不足的主要原因，这一框架说明：在参考点视角以及政府信息引导机制之下，犹豫或推迟行为可能是提高疫苗覆盖率的一个机会。也就是说，信息引导机制有助于部分犹豫个体通过参考点的建立直接选择接种疫苗和通过参考点的更新间接地增加心理效用并增加选择接种疫苗的意愿。在实际中，政府应该正确认识和对待疫苗信息（如疫苗副作用和有效性）的传播。特别地，对于低估疫苗有效性的人群，政府应该加大信息引导，努力消除在社交网站中流行的"反疫苗谣言"，有助于有利参考点的建立和更新，最终提高疫苗覆盖率。

本章附录 A

证明引理 5.1

全部人群的健康效用函数对 r 求导，化简后有：

$$\frac{\partial W_A(r)}{\partial r} = \beta\left[p(h) - \frac{\partial p(h)}{\partial h}(1-h)\right]f(r) - rf(r)$$

假设 $\varphi_A(r) = \beta\left[p(h) - \frac{\partial p(h)}{\partial h}(1-h)\right] - r$。$\frac{\partial p(h)}{\partial h} < 0$ 和 $0 \leqslant p(h) \leqslant 1$ 可以得到

$$\varphi_A(0) = \beta\left[p(0) - \frac{\partial p(h)}{\partial h}\bigg|_{h=0}\right] > 0 \text{ 以及 } \varphi_A(\bar{r}) = -\bar{r} < 0。因此，存在 r_A \in (0, \bar{r}) 可以最$$

大化全部人群健康效用，并且满足以下等式：

$$\beta\left[p(h_A) - \frac{\partial p(h_A)}{\partial h_A}(1-h_A)\right] = r_A$$

将上式对 β 求导：

$$p(h_A) - \frac{\partial p(h_A)}{\partial h_A}(1-h_A) + \beta\left\{\frac{\partial p(h_A)}{\partial h_A}\frac{\partial h_A}{\partial \beta} - \frac{\partial^2 p(h_A)}{\partial^2 h_A}\frac{\partial h_A}{\partial \beta}(1-h_A) + \frac{\partial p(h_A)}{\partial h_A}\frac{\partial h_A}{\partial \beta}\right\} = \frac{\partial h_A}{\partial \beta}$$

$$p(h_A) - \frac{\partial p(h_A)}{\partial h_A}(1-h_A) - \beta\frac{\partial^2 p(h_A)}{\partial^2 h_A}(1-h_A)\frac{\partial h_A}{\partial \beta} + 2\beta\frac{\partial p(h_A)}{\partial h_A}\frac{\partial h_A}{\partial \beta} = \frac{\partial h_A}{\partial \beta}$$

$$\left[1 + \beta\frac{\partial^2 p(h_A)}{\partial^2 h_A}(1-h_A) - 2\beta\frac{\partial p(h_A)}{\partial h_A}\right]\frac{\partial h_A}{\partial \beta} = p(h_A) - \frac{\partial p(h_A)}{\partial h_A}(1-h_A)$$

$$\left[1 + \beta\frac{\partial^2 p(h_A)}{\partial^2 h_A}(1-h_A) - 2\beta\frac{\partial p(h_A)}{\partial h_A}\right]\frac{\partial r_A}{\partial \beta}f(r_A) = p(h_A) - \frac{\partial p(h_A)}{\partial h_A}(1-h_A)$$

因为 $\dfrac{\partial^2 p(h_A)}{\partial^2 h_A} > -\dfrac{1}{\beta(1-h_A)}$ 以及 $\dfrac{\partial p(h_A)}{\partial h_A} < 0$，我们有 $\dfrac{\partial r_A}{\partial \beta} > 0$ 和 $\dfrac{\partial h_A}{\partial \beta} = \dfrac{\partial r_A}{\partial \beta}f(r_A) > 0$。

证明引理 5.2

如果定义 $\varphi_I(r)$ 为个体 r 的超额效用：

$$\varphi_I(r) = U_V^O(r) - U_N^O(r) = \overline{V} - r - [\overline{V} - p(h)\beta] = p(h)\beta - r,$$

那么 $\varphi_I(0) = \beta > 0$，$\varphi_I(\overline{r}) = -\overline{r} < 0$ 以及 $\dfrac{\partial \varphi_I(r)}{\partial r} < 0$。根据零点定理，存在唯一解 $r_I \in [0, \overline{r}]$ 满足 $\varphi_I(r_I) = 0$。h_I 与 h_A 之间的比较证明与 Brito 等（1991）研究中的情况一样。

证明命题 5.1

犹豫个体 $R \leq r < r_A$ 的超额效用为：

$$\varphi_U(r) = U_V^W(r) - U_N^W(r)$$

$$= p(h_U)\beta(1 + q_N + \lambda q_V) - r(1 + \lambda q_N + \lambda q_V) + q_V(\lambda - 1)(r_V - s)$$

$\varphi_U(r)$ 对 r 求导：

$$\frac{\partial \varphi_U(r)}{\partial r} = \frac{\partial p(h_U)}{\partial h_U}\frac{\partial h_U}{\partial r}\beta(1 + q_N + \lambda q_V) - (1 + \lambda q_N + \lambda q_V)$$

根据第二节中 $\dfrac{\partial p(h_U)}{\partial h_U} \leqslant 0$ 和 $\dfrac{\partial h_U}{\partial r} \geqslant 0$，我们有 $\dfrac{\partial \varphi_U(r)}{\partial r} < 0$。这意味着 $\varphi_U(r)$ 随着 r 的增加而降低。当 $R \leqslant r < r_A$ 时，我们有以下三种情况：

（1）如果 $\lim\limits_{r \to R} \varphi_U(r) = \varphi_U(R) \geqslant 0$，那么对于 $R \leqslant r < r_A$ 有 $\varphi_U(r) < 0$，即所有犹豫者都拒绝疫苗。此时，最优阈值为 $r_U = R$，且疫苗接种人群中只含有普通接种者，即 $h_U^* = \displaystyle\int_0^R dF(x) = F(R)$。

（2）如果 $\lim\limits_{r \to r_A} \varphi_U(r) = \varphi_U(r_A) \leqslant 0$，那么对于 $R \leqslant r < r_A$ 有 $\varphi_U(r) > 0$，即所有犹豫者都接种疫苗。此时，最优阈值为 $r_U = r_A$，并且所有接种人群中含有两部分：全部疫苗犹豫者和普通人群接种者：

$$h_U^* = \int_0^R dF(x) + \int_R^{r_A} dF(x) = F(r_A)$$

（3）如果 $\varphi_U(R) < 0$ 和 $\varphi_U(r_A) > 0$，存在唯一的最优解满足 $\varphi_U(r_U^*) = 0$，其中 r_U^* 是下面隐函数的唯一解：

$$r_U^* - p(h_U^*)\beta = \frac{\lambda-1}{\lambda+1}\left[q_V(r_V - s) - q_N p(h_U^*)\beta \right]$$

在这种情况下，部分犹豫者接种疫苗，而剩余部分拒绝疫苗。最终所有接种人群中包括两部分：普通接种人群和部分犹豫接种人群。

$$h_U^* = \int_0^R dF(x) + \int_R^{r_U^*} dF(x) = F(r_U^*)$$

因此，我们得到命题 5.1。

证明命题 5.2

两步论证本命题。第一步先为第二步的证明准备一些相关导数：

（1）命题 5.1 中有 $\dfrac{\partial r_A}{\partial \beta} > 0$。

（2）$q_V = \dfrac{F(R)}{F(R) + \overline{F}(r_A)}$ 分别对 β 和 R 求导：

$$\frac{\partial q_V}{\partial \beta} = -\frac{F(R)}{[F(R)+\overline{F}(r_A)]^2}(-1)f(r_A)\frac{\partial r_A}{\partial \beta} = \frac{F(R)}{[F(R)+\overline{F}(r_A)]^2}f(r_A)\frac{\partial r_A}{\partial \beta} > 0$$

$$\frac{\partial q_V}{\partial R} = \frac{f(R)[F(R)+\overline{F}(r_A)]-F(R)f(R)}{[F(R)+\overline{F}(r_A)]^2} = \frac{f(R)\overline{F}(r_A)}{[F(R)+\overline{F}(r_A)]^2} > 0$$

（3）$q_N = \dfrac{\overline{F}(r_A)}{F(R)+\overline{F}(r_A)} = 1 - \dfrac{F(R)}{F(R)+\overline{F}(r_A)}$分别对$\beta$和$R$求导：

$$\frac{\partial q_N}{\partial \beta} = -\frac{\partial q_V}{\partial \beta} < 0$$

$$\frac{\partial q_N}{\partial R} = -\frac{\partial q_V}{\partial R} < 0$$

（4）$r_V = \displaystyle\int_0^R rf(r)\,dr$ 对 R 求导：

$$\frac{\partial r_V}{\partial R} = Rf(R) > 0$$

在第二步中，我们定义$\delta = \dfrac{\lambda-1}{\lambda+1}$以及$G = r_U^* - p(h_U^*)\beta - \delta[q_V(r_V-s)-q_N p(h_U^*)\beta]$。

上式分别对r_U^*、s、β和R求导：

$$\frac{\partial G}{\partial r_U^*} = 1 + (\delta q_N - 1)\beta \frac{\partial p(h_U^*)}{\partial h_U^*}f(r_U^*)$$

$$\frac{\partial G}{\partial \beta} = p(h_U^*)(\delta q_N - 1) - \delta(r_V - s)\frac{\partial q_V}{\partial \beta} - \delta p(h_U^*)\beta\frac{\partial q_V}{\partial \beta}$$

$$\frac{\partial G}{\partial R} = -\delta\left[(r_V-s)\frac{\partial q_V}{\partial R} + q_V Rf(R) + p(h_U^*)\beta\frac{\partial q_V}{\partial R}\right]$$

$$\frac{\partial G}{\partial s} = \delta q_V$$

由于$\delta q_N - 1 < 0$ 和$\dfrac{\partial p(h_U^*)}{\partial h_U^*} < 0$，我们有 $1+(\delta q_N - 1)\beta\dfrac{\partial p(h_U^*)}{\partial h_U^*}f(r_U^*) > 0$ 和$\dfrac{\partial G}{\partial r_U^*} > 0$。

此外，由于 $r_V - s > 0$，我们有 $\dfrac{\partial G}{\partial \beta} < 0$ 和 $\dfrac{\partial G}{\partial R} < 0$，进一步地，

$$\frac{\partial r_U^*}{\partial \beta} = -\frac{\partial G/\partial \beta}{\partial G/\partial r_U^*} > 0$$

$$\frac{\partial r_U^*}{\partial R} = -\frac{\partial G/\partial R}{\partial G/\partial r_U^*} > 0$$

$$\frac{\partial r_U^*}{\partial s} < 0$$

因此，由于 $h_U^* = F(r_U^*)$ 和 $\dfrac{\partial F(r_U^*)}{\partial s} = \dfrac{\partial F(r_U^*)}{\partial r_U^*} \times \dfrac{\partial r_U^*}{\partial s} = f(r_U^*) \times \dfrac{\partial r_U^*}{\partial s}$，$\dfrac{\partial F(r_U^*)}{\partial s}$ 的符号依赖

于 $\dfrac{\partial r_U^*}{\partial s}$。回忆 $\dfrac{\partial r_U^*}{\partial s} < 0$，我们有 $\dfrac{\partial F(r_U^*)}{\partial s} < 0$。同理，我们有 $\dfrac{\partial F(r_U^*)}{\partial \beta} > 0$ 和 $\dfrac{\partial F(r_U^*)}{\partial R} > 0$。

证明命题 5.3

这个证明过程包含两步：第一步是比较不同情况下的需求关系。第二步是重新将这一关系式写成易于分析的其他形式。

首先，根据第四节中的一些条件：$r \sim U(0, \bar{r})$ 以及 $p(h) = 1 - h$。基于这些条件，我们重写以下结论。命题 5.1 中，个体 r 接种满足以下条件：

$$r < r_U = \begin{cases} r_A, & \varphi_U(r_A) \geqslant 0, \\ r_U^*, & \varphi_U(R) > 0 \text{ 和 } \varphi_U(r_A) < 0, \\ R, & \varphi_U(R) \leqslant 0, \end{cases}$$

其中，$r_U^* = \dfrac{\bar{r}[\delta q_V(r_V - s) + \beta(1 - \delta q_N)]}{\bar{r} + \beta(1 - \delta q_N)}$，$q_N = \dfrac{\bar{r} - r_A}{R + \bar{r} - r_A}$，$q_V = \dfrac{R}{R + \bar{r} - r_A}$，$r_V = \dfrac{R^2}{2\bar{r}}$，$\delta = \dfrac{\lambda - 1}{\lambda + 1}$ 和 $r_A = \dfrac{2\beta\bar{r}}{2\beta + \bar{r}}$。在引理 5.2 中，个体接种当 $r < r_I = \dfrac{\beta\bar{r}}{\beta + \bar{r}}$。

比较 r_U 和 r_I 有：

$$r_U - r_I = \frac{\bar{r}\delta\left[(\bar{r}+\beta)q_V(r_V-s) - \bar{r}\beta q_N\right]}{\left[\bar{r}+\beta(1-\delta q_N)\right](\bar{r}+\beta)}$$

如果 $(\bar{r}+\beta)q_V(r_V-s) - \bar{r}\beta q_N > 0$，等价于 $r_U > r_I$。也就是说，参考点的建立和更新有助于犹豫群体中接种比例的增加，反之成立。

其次，为了简化分析，不等式 $(\bar{r}+\beta)q_V(r_V-s) - \bar{r}\beta q_N > 0$ 重写为：

$$q_V \frac{\bar{r}+\beta}{\bar{r}\beta} > q_N \frac{1}{r_V-s}$$

根据之前的假设条件 $r \sim U(0, \bar{r})$ 和 $p(h) = 1-h$，我们有：

$$q_N = \frac{\bar{r}-r_A}{R+\bar{r}-r_A}, \quad q_V = \frac{R}{R+\bar{r}-r_A}, \quad r_V = \frac{R^2}{2\bar{r}} \text{和} \ r_A = \frac{2\beta\bar{r}}{2\beta+\bar{r}}。$$

将上式代入 $q_V \dfrac{\bar{r}+\beta}{\bar{r}\beta} > q_N \dfrac{1}{r_V-s}$ 中，我们有：

$$\frac{R}{R+\bar{r}-\dfrac{2\beta\bar{r}}{2\beta+\bar{r}}} \times \frac{\bar{r}+\beta}{\bar{r}\beta} > \frac{\bar{r}-\dfrac{2\beta\bar{r}}{2\beta+\bar{r}}}{R+\bar{r}-\dfrac{2\beta\bar{r}}{2\beta+\bar{r}}} \times \frac{1}{\dfrac{R^2}{2\bar{r}}-s}$$

$$\Leftrightarrow \ R \times \frac{\bar{r}+\beta}{\bar{r}\beta} > \left(\bar{r}-\frac{2\beta\bar{r}}{2\beta+\bar{r}}\right) \times \frac{1}{\dfrac{R^2}{2\bar{r}}-s}$$

$$\Leftrightarrow \ R \times \left(\frac{R^2}{2\bar{r}}-s\right) > \frac{\bar{r}^2}{2\beta+\bar{r}} \times \frac{\bar{r}\beta}{\bar{r}+\beta}$$

$$\Leftrightarrow \ R \times \left(\frac{R^2}{2\bar{r}}-s\right) > \frac{\bar{r}^3\beta}{(\bar{r}+\beta)(2\beta+\bar{r})}$$

类似地，不等式 $(\bar{r}+\beta)q_V(r_V-s) - \bar{r}\beta q_N > 0$ 可以写成 $q_V \dfrac{\bar{r}+\beta}{\bar{r}\beta} < q_N \dfrac{1}{r_V-s}$ 或

$R \times \left(\dfrac{R^2}{2\bar{r}}-s\right) < \dfrac{\bar{r}^3\beta}{(\bar{r}+\beta)(2\beta+\bar{r})}$。同样地，等式 $(\bar{r}+\beta)q_V(r_V-s) - \bar{r}\beta q_N = 0$ 可以写成

$$q_V\frac{\bar{r}+\beta}{\bar{r}\beta}=q_N\frac{1}{r_V-s}\text{ 或 }R\times\left(\frac{R^2}{2\bar{r}}-s\right)=\frac{\bar{r}^3\beta}{(\bar{r}+\beta)(2\beta+\bar{r})}\text{。}$$

证明命题 5.4

基于特例分析，我们有：

$$W_G(e)=\bar{V}-\frac{[r_G(e)]^2}{2\bar{r}}-\left[1-\frac{r_G(e)}{\bar{r}}\right]^2\beta-\frac{\varepsilon e^2}{2}-\frac{s}{\bar{r}}[r_A-R_G]$$

上式对 e 求导：

$$\frac{\partial W_G(e)}{\partial e}=\frac{1}{\bar{r}}\left[2\beta-\left(1+\frac{2\beta}{\bar{r}}\right)r_G(e)\right]\frac{\partial r_G(e)}{\partial e}-\varepsilon e+\frac{s}{\bar{r}}\text{，以及}$$

$$\frac{\partial^2 W_G(e)}{\partial e^2}=-\frac{1}{\bar{r}}\left(\frac{2\beta}{\bar{r}}+1\right)\left[\frac{\partial r_G(e)}{\partial e}\right]^2+\frac{1}{\bar{r}}\left[2\beta-\left(\frac{2\beta}{\bar{r}}+1\right)r_G(e)\right]\frac{\partial^2 r_G(e)}{\partial e^2}-\varepsilon$$

令 $g(e)=\dfrac{\partial W_G(e)}{\partial e}=\dfrac{1}{\bar{r}}\left[2\beta-\left(1+\dfrac{2\beta}{\bar{r}}\right)r_G(e)\right]\dfrac{\partial r_G(e)}{\partial e}-\varepsilon e+\dfrac{s}{\bar{r}}$。当 $e=\bar{e}$ 时，我们有

$R_G=r_A$，这意味着所有人都接收到相同信息，没有犹豫群体。在这种条件下，

$r_G(\bar{e})=r_A$，多项式 $2\beta-\left(1+\dfrac{2\beta}{\bar{r}}\right)r_G(\bar{e})$ 可以重写为 $2\beta-\left(1+\dfrac{2\beta}{\bar{r}}\right)r_A$。从引理 5.1 的证明

过程可得，r_A 是健康权威机构的内部最优解，$2\beta=\left(1+\dfrac{2\beta}{\bar{r}}\right)r_A$。因此，$g(\bar{e})=$

$\dfrac{1}{\bar{r}}\left[2\beta-\left(1+\dfrac{2\beta}{\bar{r}}\right)r_A\right]\dfrac{\partial r_A}{\partial e}-\varepsilon\bar{e}+\dfrac{s}{\bar{r}}=\dfrac{s}{\bar{r}}-\varepsilon\bar{e}<0$。

当 $e=0$ 时，我们有 $r_G(0)=R$ 和 $\lim\limits_{e\to0}g(e)=\dfrac{1}{\bar{r}}\left[2\beta-\left(1+\dfrac{2\beta}{\bar{r}}\right)r_G(0)\right]$

$\left(\dfrac{\partial r_G(e)}{\partial e}\bigg|_{e=0}\right)+\dfrac{s}{\bar{r}}$。因为 $2\beta-\left(1+\dfrac{2\beta}{\bar{r}}\right)r_A=0$ 以及 $r_A>R$，我们有 $2\beta-\left(1+\dfrac{2\beta}{\bar{r}}\right)R>0$。因

此，$2\beta-\left(1+\dfrac{2\beta}{\bar{r}}\right)r_G(0)>0$ 和 $g(0)>0$。

此外，我们有 $\dfrac{\partial^2 W_G(e)}{\partial e^2}<0$。内部阈值 $e^*\in[0,\bar{e}]$ 满足 $g(e^*)=0$ 和 $g'(e^*)<0$。

因此，命题 5.4 的结论得证。

本章附录 B

附表 5-1　第五章符号及含义

基础模型	
$\bar{V}$	效用禀赋
r	疫苗副作用，或不同情形下无差异接种者副作用
h	疫苗接种比例
β	感染成本
$p(h)$	感染可能性
$\varphi(r)$	犹豫者的额外效用
下标$_A$	健康权威视角
下标$_I$	不考虑疫苗犹豫下的个体视角
$W_A(r)$	健康权威视角下整个人群的健康效用
$U_V^0(r)$ 或 $U_N^0(r)$	不考虑疫苗犹豫下接种者（不接种者）的健康效用
疫苗犹豫情境	
R	局部文化影响下的参考点
下标$_U$ 或 $_G$	疫苗犹豫下的个体视角或政府干预视角
k_V 或 k_N	普通人群中接种或不接种参考组
q_V 或 q_N	普通人群中接种比例或不接种比例
r_V	接种人群的平均疫苗副作用
λ	损失规避系数
$U_V^W(r)$ 或 $U_N^W(r)$	疫苗犹豫情形下犹豫者接种（拒绝）疫苗效用
s	搜寻成本
r_{MB}	$q_V(r_V-s)>q_N(\beta/(1+\beta))$ 情形下接种与否的无差异个体
r_{MC}	$q_V(r_V-s)<q_N(\beta/(1+\beta))$ 情形下接种与否的无差异个体
e	政府努力水平

续表

疫苗犹豫情境	
R_G	政府干预和局部文化影响下参考点的最终值
$c(e)$	将 R 提高到 R_G 的成本
ε	政府努力成本
$r_G(e)$	政府努力水平下无差异接种个体
e^* 或 R_G^*	最优政府努力水平及相应的局部文化影响最优值

第六章　消费者社会化学习下接种犹豫及动态补贴研究

第一节　引言

本章跳出第五章中权威机构和负面网络舆论以及他人决策等多元信息，聚焦于疫苗有效性的评论信息，从正面、单一信息角度考虑以下两个问题：第一，考虑接种犹豫现象是否为一种缓解疫苗质量（或有效性）不确定性的策略性延迟决策行为。第二，基于以上根源的辩识和确认，本章从机制设计者角度出发，考虑如何设计两期补贴机制，进而高效、合理地实现最大化疫苗覆盖率的目标。特别是在单期补贴的绩效已经被现有文献充分肯定之后（Yamin and Gavious，2013；Mamani et al.，2013），这一问题变得尤为迫切和重要。具体而言，补贴机制设计过程中主要考虑两个因素：第一，"补贴谁"，即成本补贴于制造商（供给端干预），或零售补贴于消费者（需求端干预）；第二，"如何补贴"，即当补贴后者时，政府应该设计哪种实现方式？递增还是递减的补贴路径？单一要素，还是多种要素的补贴结构？

为了回答上述问题，本章拟在社会化学习背景下，构建疫苗市场参与者两期决策分析框架，来探索政府、制造商和消费者之间的互动影响。其中，政府在预算约束的条件下，设计销售补贴（承诺型或响应型）或成本补贴，实现最大化疫苗覆盖率；制造商在政府补贴下决策疫苗价格，实现最大化利润；消费者则有两次疫苗接种机会，即第一期决定"何时接种"以及第二期决定"是否接种"。采用逆向归纳法求解上述过程，可以得到以下均衡结果：

本章发现信息不足（Informational Gap）和资金缺口（Funding Gap）共同塑造了策略性接种行为，包含接种犹豫（即所有消费者选择第二期接种）、接种蜂拥（Vaccination Frenzy，即所有消费者选择第一期接种）和分散接种（Dispersed Vaccination，即消费者分别在第一、第二期接种）。在社会化学习的过程中，来自早期疫苗接种人群的有效性评论使疫苗感知的后验信念高于先验信念，这种两期内的差异化感知信念导致早期疫苗有效性信息不足。预期这一潜在关系后，早期全部人群将延迟决策于第二期（而非在第一期接种疫苗），并通过等待接种者评论作为弥补信息不足以及缓解疫苗质量不确定性的一种方式，这就形成了接种犹豫现象。除了第二期公布的有效性评论，两期销售补贴之间的资金差额也是弥补信息不足以及鼓励部分人群提前接种的另一种奖励方式。因此，"接种蜂拥"出现在后一种方式优于前一种方式时，而"分散接种"出现在两种方式势均力敌时。以上关于个体决策的相关分析适用于销售补贴（承诺型或响应型）和成本补贴的两种情境。值得注意的是，在承诺型销售补贴中，由于第二期销售补贴是第一期销售补贴的函数，资金缺口将简化为仅第一期销售补贴的形式影响个体决策。

本章揭示不同情境下销售补贴的均衡路径和结构。前者反映了两期内销售补贴递增或递减的趋势；后者描述了第一期（或第二期）销售补贴的构成要素，一般涵盖单一或多种要素两种结构形式。在承诺型情境下，递减补贴路径呈现出一定的优越性，并且与其相关的两期销售补贴都是单一要素结构。这是由于政府将最大限度地提供第一期销售补贴（而不是第二期销售补贴），以实现疫苗覆盖率最大化的目标。在响应型情境下，第二期销售补贴（即预算约束）或后验信念等因素将逐渐凸显并占据主要地位，最终导致其均衡补贴路径和结构的复杂化：补贴路径可能是递增或递减，且第二期销售补贴是多要素结构。其中，预算充足形成了两种要素的补贴结构，即最大补贴和最小补贴；而预算不足则塑造了三种要素的补贴结构，即最大、中等以及最小补贴。以上分析着重解决了"如何销售补贴"的问题。

本章研究了供给端的成本补贴，并且进一步剖析了其与承诺型销售补贴之间的绩效差异，这一过程回答了"补贴谁"的问题。具体而言，通过仅第二期承诺型销售补贴的需求端干预和成本补贴的供给端干预是等价的，特别是在最优补贴程度和最大化疫苗覆盖率两个方面。这一结论的潜在原因是成本补贴引起的价格减少正好完全被第二期零售补贴抵消，反之成立。此外，当最大化疫苗覆盖率时，以上两种补贴机制都次优于仅第一期销售补贴。

本章的框架安排如下：第二节阐述基本模型设置，第三节和第四节考虑基础模型，即疫苗价格为零且暂时不考虑制造商决策行为，主要研究不同情境（承诺型和响应型）的销售补贴下，政府和个体之间的相互影响；第五节拓展基础模型，引入制造商决策以及成本补贴，研究成本补贴的绩效及其与承诺型销售补贴之间的区别与联系；第六节为本章小结。

第二节　模型设置

本章模型考察疫苗市场中消费者、制造商以及政府的两期决策及其相互影响。根据传染性疾病是否暴发划分为两期，疾病暴发之前为第一期，疾病暴发之后为第二期。在这两期内，消费者个体决定是否接种疫苗，制造商决策疫苗价格并提供充足疫苗，政府设计补贴机制以最大化疫苗覆盖率。以上参与者的目标函数和决策变量分别如下：

一、政府基础模型设置

在财政预算的约束条件下，政府设计补贴项目（包括补贴时间、对象以及数量）实现疫苗覆盖率最大化的目标。根据不同的补贴对象，补贴项目分为面向接种人群的销售补贴以及面向制造商的成本补贴。其中，销售补贴根据补贴时间的不同分为两种类型（Chemama et al.，2019）：承诺型补贴 $\{r_1^P, r_2^P\}$ 是指在第一期之前，政府提前宣布两种销售补贴（见图6-1）；响应型补贴 $\{r_1^R, r_2^R\}$ 是指政府首先宣布第一期销售补贴，其次根据消费者反应制定第二期销售补贴（见图6-2）。除了以上两种销售补贴之外，成本补贴 s^M 也是政府可选项之一，其是通过分担制造商生产成本而降低疫苗价格的一种方式。

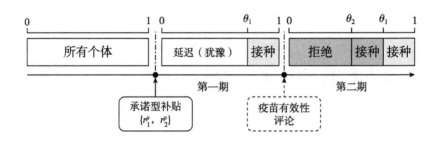

图6-1 承诺型销售补贴流程

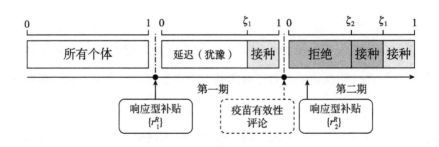

图6-2 响应型销售补贴流程

二、个体基础模型设置

疫苗市场是由规整化为单位 1 的连续个体组成，每个个体在两期内最多接种一单位疫苗。在第一期，所有个体决定何时接种，即立即接种还是推迟决策；在第二期，剩余个体决定是否接种疫苗。这两种决策不仅受到经济因素的影响，如销售补贴以及疫苗价格，还取决于与疫苗本身相关的非经济因素，如偏好价值、疫苗有效性以及网络外部性。

（1）偏好价值。本章中个体对疫苗的偏好估值因人而异，取决于历史、健康、环境和政治等因素（MacDonald and Hesitancy，2015）。其中，高估值个体比低估值个体更倾向于接种疫苗。为了简化模型，v 假设服从于 [0，1] 内的均匀分布，并具有公共知识的属性。

（2）疫苗有效性。疫苗有效性是影响疫苗接种与否的主要因素之一。受个体异质性体质以及有限认知的影响，其具有不可观测性以及事前不确定性的特征，这使疫苗价值只有在个体接种之后才能实现。借鉴于 Papanastasiou 和 Savva（2017）中社会化学习模型，本章定义随机变量 μ 为所有参与者事后感知疫苗有效性，服从正态分布 $\mu \sim N(\mu_e,\ \sigma_e^2)$。其中，$\mu_e$ 和 σ_e^2 分别刻画了事后真实有效性的均值和方差。

疫苗有效性均值（μ_e）是社会化学习的目标。当第一期开始时，疫苗市场中参与者对这一目标的初始信念为 $\tilde{\mu}_0 \sim N(\mu_0,\ \sigma_0^2)$，本章不失一般性地假设 $\mu_0 = 0$。当第一期结束时，早期接种人群在社交平台或者媒体等机构公开宣布或评论其使用体验。基于这些评论，第二期的市场参与者（即政府和剩余个体）凭借贝叶斯法则更新先验信念，即从 $\tilde{\mu}_0$ 到 $\tilde{\mu}_1$。具体而言，如果一定比例的人群（定义为 ρ_1）接种疫苗并且发表评论 μ_r，那么疫苗有效性的后验信念为 $\tilde{\mu}_1 \sim N(\mu_1,\ \sigma_1^2)$。其中，$\mu_1 = \dfrac{1}{\rho_1 \gamma + 1}\mu_0 + \dfrac{\rho_1 \gamma}{\rho_1 \gamma + 1}\mu_r$，$\sigma_1^2 = \dfrac{\sigma_0^2}{\rho_1 \gamma + 1}$ 和 $\gamma = \dfrac{\sigma_0^2}{\sigma_e^2}$。后验信念均值 μ_1 是 $\mu_0 = 0$ 和

μ_r 的凸函数，也是早期接种比例 ρ_1 和不确定性比率 γ 的增函数。γ 反映了事前有效性与评论有效性这两种不确定性的比率：$\gamma = 0$ 意味着无关（$\sigma_0 \to 0$）或者无用（$\sigma_e \to \infty$）评论未能激活社会化学习，导致后验信念仍然等于先验信念，即 $\mu_1 = \mu_0$；相反，$\gamma = \infty$ 代表完美社会化学习，使后验信念显著地区别于先验信念。为了得到有经济学含义的结论，本章主要考虑完美社会化学习情境。

当全部人群在第一期决策是否策略性推迟时，需要对后验信念的均值 μ_1 形成理性预期。也就是说，后验信念的均值在第一期是随机变量，并且只有在早期接种人群 ρ_1 发表有效性评论后才能实现。因此，μ_1 预后验分布（Pre-posterior Distribution）为 $N(0, \sigma_0^2)$（Papanastasiou and Savva, 2017；Xu and Zhang, 2018；Feldman et al., 2019），其概率密度函数和累积分布函数分别为：

$$f(\mu_1) = \frac{1}{\sqrt{2\pi}\sigma_0} \exp\left\{-\frac{\mu_1^2}{2\sigma_0^2}\right\} \text{ 以及 } F(\mu_1) = \int_{-\infty}^{\mu_1} \frac{1}{\sqrt{2\pi}\sigma_0} \exp\left\{-\frac{t^2}{2\sigma_0^2}\right\} dt$$

（3）网络外部性。在疫苗领域，接种疫苗所产生的网络外部性是一种功能效用（Adida et al., 2013；Huang et al., 2018），而非唯一性或独特性等心理效用（Xu and Zhang, 2018）。功能型效用主要受到两方面因素的影响：接种比例和外部性系数。其中，在理性预期均衡中，期望接种比例等于最终实现比例（Papanastasiou and Savva, 2017；Yu et al., 2016；Xu and Zhang, 2018）。如果 k 定义为外部性系数，那么网络外部性为 $s(\rho) = k(\rho_1 + \rho_2)$，$\rho_1$ 和 ρ_2 分别代表第一期和第二期的疫苗接种比例（Xu and Zhang, 2018；Ma et al., 2019）。

基于以上经济和非经济因素的分析，两期的个体效用分别为：

$$U_1(v) = v + \mu_0 - s(\rho) + r_1 - p \tag{6-1}$$

$$U_2(v) = \max\{0, v + \mu_1 - s(\rho) + r_2 - p\} \tag{6-2}$$

为便于在经济学范围内展开相关讨论，本章对两期个体效用函数提出以下假设并进行相关说明。第一，本章与 Arifoglu 和 Tang（2019）研究的不同之处在于信息搜寻成本以及疫苗副作用为零。此外，根据疫苗犹豫现象的背景（MacDonald and Hesitancy，2015），供给因素（如产出不确定性）也不影响个体决策（Adida et al.，2013）。第二，早期疫苗接种者发表正面且无偏差的有效性评论（Papanastasiou and Savva，2017；Yu et al.，2016），这确保在无经济激励的背景下，所有个体为了更高的疫苗有效性评论也倾向于推迟决策。第三，$c \leqslant 1$（或 $0 \leqslant p \leqslant 1$）意味着生产成本（或疫苗价格）低于最大疫苗偏好估值，这确保了至少存在一个消费者（或个体）愿意接种疫苗。第四，$c - s_W > 0$ 是指成本补贴应该低于疫苗生产成本，否则政府自己生产疫苗。第五，便于后期数学计算，本章定义相关符号（详见第六章附录 A），并假设 $\zeta_1 F[\bar{\mu}_1^R(x)]$ 和 $xF(\bar{\bar{\mu}}_1^R(x)) - \int_{\bar{\mu}_1^R(x)}^{\bar{\bar{\mu}}_1^R(x)} \left(x + \dfrac{\mu_1 - (1+k)x - k + \sqrt{\Delta}}{2(1+k)} \right) dF(\mu_1)$ 都是 x 的单调增函数。

此外，在不同类型的补贴情境下，本章部分符号及其含义也发生相应的变动（见表 6-1 和表 6-2）。其中，上标"P"和"R"分别代表承诺型（Pre-announced Subsidy）和响应型补贴（Responsive Subsidy）。数字 1 和 2 分别代表第一期和第二期。上标"$*$"代表均衡状态下最优值。上标"M"代表制造商决定疫苗价格的情境，任何一个不含上标"M"的符号代表疫苗价格是外生且不考虑制造商决策的情境。如果补贴发生在无制造商的情境下，这意味着政府向个体提供补贴（即需求方干预）。

表 6-1 不同类型补贴机制的符号设置

	个体补贴	制造商补贴
承诺型补贴	r_1^P, r_2^P	s^M
响应型补贴	r_1^R, r_2^R	无

疫苗市场均衡分析及干预机制研究

表6-2　不同类型补贴机制下无差异个体的符号设置

	个体补贴	制造商补贴
承诺型补贴	θ_1,θ_2	τ_1,τ_2
响应型补贴	ζ_1,ζ_2	无

第三节　承诺型动态补贴机制及其均衡分析

本节通过逆向归纳法求解承诺型动态补贴的均衡结果。首先，讨论个体对任意承诺型补贴的反应。其次，考虑政府如何设计最优补贴机制，实现疫苗覆盖率最大化。

一、个体决策

本部分集中讨论个体决策中的两个问题：所有个体在第一期的"何时决策"，以及剩余个体在第二期的"是否接种"。

1. 第二期决策及其均衡分析

假设第一期接种并发布有效性评论的人群数量为 $\rho_1=1-\theta_1$，那么剩余人群（$0\leqslant v\leqslant\theta_1$）根据评论将先验信念（$\mu_0$）更新为后验信念（$\mu_1$）。在理性预期下，剩余人群知道总体接种人数的范围，并推导网络外部性的范围：

$$k(1-\theta_1)\leqslant k[(1-\theta_1)+(\theta_1-\theta_2)^+]\leqslant k$$

第一个不等式存在于第二期无人接种疫苗的情况，即 $\theta_2=\theta_1$；第二个不等式存在于剩余人群全部第二期接种的情况，即 $\theta_2=0$。基于这一不等式，剩余人群效用函数的范围为：

$$\mu_1-k+r_2^p\leqslant U_2(\theta_2)\leqslant\theta_1+\mu_1-k(1-\theta_1)+r_2^p$$

那么，命题6.1表明第二期个体决策的均衡结果。

命题6.1　在承诺型补贴情境下，给定阈值 θ_1 和疫苗有效性后验信念 μ_1，第二期剩余个体决策存在唯一的均衡解：

$$\theta_2 = \begin{cases} \theta_1, & \mu_1 \leq z(\theta_1) \\[2mm] \dfrac{k-r_2^p-\mu_1}{1+k}, & z(\theta_1) < \mu_1 < z(0) \\[2mm] 0, & \mu_1 \geq z(0) \end{cases}$$

其中，$z(0)=k-r_2^p$ 和 $z(\theta_1)=k-r_2^p-(k+1)\theta_1$。

命题6.1说明了疫苗有效性后验信念 μ_1 决定了阈值 θ_2 以及剩余人群决策。本质上，剩余人群权衡预防传染性疾病的两种策略：接种疫苗和拒绝疫苗。前者是一种主动预防行为，而后者是凭借疫苗外部性的"搭便车"行为。

为了剖析这两者之间的区别，本章首先分析 μ_1 为中等值的一般情况（$z(\theta_1)<\mu_1<z(0)$）。当 $\theta_2=\dfrac{k-r_2^p-\mu_1}{1+k}$ 时，$U_2(\theta_2)=0$ 可以重新写为：

$$\theta_2+\mu_1+r_2^p=k(1-\theta_2) \tag{6-3}$$

等式的左边是涵盖疫苗有效性和销售补贴的直接效用，代表接种疫苗的边际收益。增加这一收益将降低偏好阈值 $\theta_2=\dfrac{k-r_2^p-\mu_1}{1+k}$，并相应地增加了疫苗需求量。其中，本章将销售补贴引起的第二期疫苗需求增加量定义为直接效应。但是，这一增量极易引起其他个体的"搭便车"行为，并增加其拒绝疫苗的意愿（或边际收益）。这就是所谓的疫苗网络外部性（即式（6-3）的右边）。基于式（6-3）左右两边的分析，第二期任意个体都权衡以上两种边际收益，并产生以下均衡结果：部分剩余人群（$\theta_2 \leq v \leq \theta_1$）接种疫苗，而其他剩余人群（$0 \leq v < \theta_2$）拒绝接种疫苗。本质上，剩余个体的第二期决策等价于以往文献中的单期决策（Brito et al.，1991）。

上述一般情况的分析方法也同样适合于剩下两种极端情况。当 $\mu_1 \leq z(\theta_1)$ 时，均衡结果 $\theta_2=\theta_1$ 意味着：疫苗有效性不足以至于所有剩余个体拒绝接种疫苗，并且利用疫苗外部性预防疾病感染。反之，当 $\mu_1 \geqslant z(0)$ 时，均衡结果 $\theta_2 = 0$ 意味着：疫苗有效性足够高以至于所有剩余人群接种疫苗预防疾病。

此外，如果不考虑网络外部性（$k=0$），均衡结果为 $\theta_2 = 0$ 或 $\theta_2 = \theta_1$，即所有剩余个体选择接种疫苗或拒绝接种疫苗。但是，这种情况不能反映疫苗犹豫的特征（MacDonald and Hesitancy，2015），即犹豫人群的最终决策中同时包括接种与拒绝接种疫苗两种方式。因此，上述分析从侧面暗示了疫苗网络外部性是形成个体拒绝接种的主要因素之一。

2. 第一期决策及其均衡分析

回到第一期决策中，即给定任意的承诺型补贴，所有个体面临直接接种和策略性推迟（即接种犹豫），这两个选项产生的期望效用最终决定了第一期均衡结果。

首先，在直接接种的选项中，如何构建含有网络外部性的期望效用是主要问题。在疫苗市场中，接种疫苗的网络外部性主要取决于两期总接种人数。第一期接种人数是固定的，相应的网络外部性为 $k(1-\theta_1)$。相反，第二期接种人数则依赖于疫苗有效性的预期信念值，如果这一数值偏低，$\mu_1 \leqslant z(\theta_1)$，剩余人群中没有人接种疫苗，相应的网络外部性为零；中等数值意味着部分剩余人群将选择直接接种疫苗，并产生的网络外部性为 $k\left(\theta_1 - \dfrac{k - r_2^p - \mu_1}{1+k}\right)$；偏高数值 $\mu_1 \geqslant z(0)$ 说明了所有剩余人群将全部接种疫苗，并产生的网络外部性为 $k\theta_1$。因此，接种疫苗引起的期望网络外部性可以归纳为：

$$s(\rho) = k\left[(1-\theta_1) + \int_{z(\theta_1)}^{z(0)}\left(\theta_1 - \frac{k - r_2^p - \mu_1}{1+k}\right)dF(\mu_1) + \int_{z(0)}^{\infty}\theta_1 dF(\mu_1)\right]$$

将上述网络外部性公式代入式（6-1）中，直接接种疫苗的期望效用为：

$$U_1(v) = v - k\left[(1-\theta_1) + \int_{z(\theta_1)}^{z(0)}\left(\theta_1 - \frac{k - r_2^p - \mu_1}{1+k}\right)dF(\mu_1) + \int_{z(0)}^{\infty}\theta_1 dF(\mu_1)\right] + r_1^p$$

其次，在策略性推迟的选项中，推迟（或者犹豫）个体可以选择是否在第二期接种疫苗，这取决于疫苗有效性的范围：当有效性信念中等或者偏高时，犹豫者将接种疫苗；反之，当有效性偏低时，犹豫者由于参与约束小于零而将拒绝接种疫苗。因此，策略性推迟产生的期望效用为：

$$E[U_2(v)] = \int_{z(\theta_1)}^{z(0)} \left[v + \mu_1 - k\left(1 - \frac{k - r_2^p - \mu_1}{1+k}\right) + r_2^p \right] dF(\mu_1) + \int_{z(0)}^{\infty} [v + \mu_1 - k + r_2^p] dF(\mu_1)$$

基于以上两种选项产生的效用，$U_1(v)$ 和 $E[U_2(v)]$，命题 6.2 刻画了第一期个体决策的均衡结果。

命题 6.2 在承诺型补贴 $\{r_1^p, r_2^p\}$ 的情境下，第一期个体决策的均衡结果如下：

（1）个体接种与否存在唯一的最优阈值：

$$\theta_1 = \begin{cases} 1, & r_1^p - r_2^p \leq \gamma[z(1)] \\ y, & \gamma[z(1)] < r_1^p - r_2^p < \gamma[z(0)] \\ 0, & r_1^p - r_2^p \geq \gamma[z(0)] \end{cases}$$

其中，$\gamma[z(v)] = \int_{z(v)}^{\infty} \mu_1 dF(\mu_1) + z(v)F(z(v))$，$y$ 是下面隐函数的唯一解：

$$r_1^p - r_2^p = \gamma[z(y)] \tag{6-4}$$

（2）阈值 $\theta_1(r_1^p, r_2^p)$ 分别是 r_1^p 和 r_2^p 的单调递减和递增函数，即：

$$\frac{\partial \theta_1}{\partial r_1^p} = -\frac{1}{(k+1)F(z(\theta_1))} < 0 \quad \text{和} \quad \frac{\partial \theta_1}{\partial r_2^p} = \frac{1}{k+1}\left[\frac{1}{F(z(\theta_1))} - 1\right] > 0。$$

命题 6.2 中（1）有助于解决个体何时接种疫苗的问题。在具体阐述这一结论之前，本节根据式（6-4）给出两个定义：表达式 $(r_1^p - r_2^p)$ 定义为两期销售补贴的差值（简称为补贴差额，或资金缺口）；类似地，表达式 $\gamma[z(y)]$ 定义为两期内疫苗有效性的感知差值（简称为信息差额，或信息不足），由于早期接种人群产生积极的评论信息，犹豫人群在第二期感知的疫苗有效性程度永远高于第一期的程度，即 $\gamma[z(v)]>0$。基于以上两种定义，个体何时决策取决于以下几个方面：

首先，当补贴差额不足时，$r_1^i-r_2^i \leqslant \gamma[z(1)]$，如无销售补贴（$r_1^i=r_2^i=0$）和等额补贴（$r_1^i=r_2^i$），均衡结果 $\theta_1=1$ 意味着：经济激励不足以至于所有人将通过等待早期接种者的有效性评论而弥补信息差额，故策略性推迟决策（即疫苗犹豫现象）是其最优选择。这种试图在信息方面的"搭便车"行为产生糟糕结果，即评论不足（甚至没有）使疫苗有效性的后验信念等于先验信念。为了缓解这一结果，建立并提高补贴差额是奖励人群早期接种的一项不可缺少措施。

其次，当补贴差额充足时，$r_1^i-r_2^i \geqslant \gamma[z(0)]$，其产生的巨大经济激励足以诱导所有人群直接接种疫苗，即使第二期疫苗有效性的后验信念以及相应的信息差额较高。这从经济刺激角度为"蜂拥接种"现象提供了新解释，拓展了原有供给短缺和搜寻成本的研究角度（Arifoğlu et al.，2012）。

最后，当补贴差额中等时，$\gamma[z(1)]<r_1^i-r_2^i<\gamma[z(0)]$，均衡结果是"分散接种"，即部分个体 $v \geqslant \theta_1$ 在第一期接种疫苗，而剩余个体 $v<\theta_1$ 为了疫苗有效性而推迟决策。值得注意的是，偏好满足 $0 \leqslant U_1(v) \leqslant U_1(y)$ 的个体也暗示了其信息"搭便车"行为，即第一期接种效用为正的部分个体将为了有效性评论而推迟接种。类似的策略也出现于产品设计和社会化学习的背景中（Feldman et al.，2019）。

二、政府决策

对于政策制定者而言，优化补贴政策是一项艰巨的任务，其涉及多重因素的交叉影响，如预算约束（定义为 B）、动态补贴机制、策略性接种行为、事前疫苗有效性不确定以及外部性。为此，在财政预算约束下，政府作为先行动者预期了以上个体决策行为及其相关影响因素，尝试设置两期补贴以最大化疫苗覆盖率。从数学表达式来看，两期疫苗覆盖率和预算约束分别为：

$$\Gamma^p(r_1^p,\ r_2^p)=(1-\theta_1)+\rho(\theta_1)$$

$$\text{s. t. } r_1^p(1-\theta_1)+r_2^p\rho(\theta_1)\leqslant B$$

其中，　$(1-\theta_1)$　和　$\rho(\theta_1)=E_{\mu_1}\big[(\theta_1-\theta_2)^+\big]=\theta_1\displaystyle\int_{z(\theta_1)}^{\infty}f(\mu_1)d\mu_1+\frac{1-z(0)}{1+k}\displaystyle\int_{z(\theta_1)}^{z(0)}$

$\mu_1 f(\mu_1)d\mu_1$ 分别代表第一期和第二期的疫苗覆盖率，公式中阈值 θ_1 依赖于 r_1^p 和 r_2^p。在目标函数中，第一期的疫苗覆盖率是确定的，第二期疫苗覆盖率则取决于疫苗有效性的不同感知程度。在约束条件中，第一项和第二项分别代表第一期和第二期的政府预算。$\{r_1^p>0,\ r_2^p=0\}$ 和 $\{r_1^p=0,\ r_2^p>0\}$ 分别代表政府承诺仅第一期和仅第二期销售补贴。优化以上目标函数可以得到政府补贴的均衡结果：

命题 6.3　在承诺型销售补贴中 $\{r_1^p,\ r_2^p\}$，最大化疫苗覆盖率的政府总是将所有财政预算投入第一期销售补贴（$r_1^{p*}(1-\theta_1^*)=\min\{B,\ 1\}$)，而不给予第二期补贴（$r_2^{p*}=0$）。

命题 6.3 说明不同时期的销售补贴对于疫苗覆盖率产生差异性的作用和影响。众所周知，增加补贴可以提高产品购买意愿及其需求量。命题 6.3 中，第一期销售补贴刺激疫苗需求量论证了这一结论的正确性。然而，第二期销售补贴却提供了反直觉的结论：在给定第一期非零销售补贴的条件下，提高第二期销售补贴降低了疫苗总需求量。为了挖掘形成这一结论的深层次原因，首先将销售补贴的影响分为两种效应：直接效应和间接效应，其次，考虑这两种效应如何分别影响第一期和第二期的疫苗需求量。

直接效应强调销售补贴如何直接地影响当期疫苗需求量，其本质上是一种经济激励，正如前文的相关分析：第二期销售补贴直接提高了疫苗接种意愿，并相应地增加了第二期疫苗需求量（见表 6-3）。不同于直接效应强调销售补贴对当前需求量的影响，间接效应突出销售补贴以及随之而来的补贴差额共同引起的间接（或者跨期）影响。以下三步分析可以说明间接效应的传导机制：第一，单期补贴（或者两期补贴）可能在两期内形成销售补贴的差额；第二，补贴差额与信息差额之间的相互作用影响第一期个体决策以及疫苗有效性评论；第三，剩余个体将凭借这些评论更新第二期的疫苗有效性信念，并且将其作为影响其疫苗需求的主要因素之一。

表 6-3　销售补贴对疫苗需求量的影响汇总

	第一期销售补贴	第二期销售补贴
第一期疫苗需求量	直接效应（正）	间接效应（负）
第二期疫苗需求量	间接效应（正）	直接效应（正）
总疫苗需求量	正	负

基于以上三步，间接效应可能引起两种结果，这也为命题 6.3 中提及的销售补贴模式提供了相应的解释。具体而言，如果政府仅提高第一期销售补贴（给定第二期补贴），销售补贴差额（即式（6-4）的左边）的增加将提高第一期接种行为的奖励程度，那么第一期将产生更多的有效性评论。随后，这些评论将提高第二期的疫苗有效性感知程度，并相应地增加第二期疫苗需求量。这一传导机制即为积极的间接效应。反之，如果政府仅提高第二期销售补贴（给定第一期补贴），销售补贴差额的降低则被视为第一期接种行为的惩罚机制。这将强迫更多的第一期个体推迟到第二期接种，进而减少第一期疫苗需求量。结果，评论信息不足将降低第二期有效性感知和与其相关的疫苗需求量。这一传导机制为消极的间接效应。

因此，销售补贴对总疫苗需求量的影响依赖于直接效应与间接效应之间的相互作用。第一期销售补贴激活了直接效用和积极间接效用，提高了总疫苗需求量。换言之，在社会化学习背景下，一次性补贴（即单期补贴）可以增加疫苗总需求量，这一事实也出现重复购买的情形（Dupas，2014）。相反，给定第一期销售补贴后，提高第二期销售补贴将减少总疫苗需求。究其原因，第二期销售补贴激活了直接效应和消极间接效应，而且后者引起第一期需求量的下降程度远远超过了前者引起第二期需求量的增加程度。

第四节 响应型动态补贴机制及其均衡分析

现实中，并非所有的政府都严格执行承诺型补贴机制。相反，一些政府更加倾向于根据实际情况灵活地设置补贴机制（Chemama et al.，2019），即响应型动态补贴。其决策流程为：从第一期开始，政府设置第一期销售补贴 r_1^R，所有个体决定直接接种疫苗或策略性推迟决策；从第二期开始，政府和剩余个体观察到提前接种者的疫苗有效性评论并更新疫苗有效性信念，随后，政府设计第二期销售补贴 r_2^R，剩余个体决策是否接种疫苗。类似于承诺型动态补贴机制的求解思路，本节采用逆向归纳法求解响应型情境下的均衡结果。

一、第二期决策及其均衡分析

在第二期决策开始，早期接种人群 $(1-\zeta_1)$ 发布疫苗有效性评论 μ_1，剩余人群的异质化偏好由 $v_i \in [0, \zeta_1]$ 更新为 $v_i+\mu_1 \in [\mu_1, \zeta_1+\mu_1]$。给定任意的政府补贴 r_2^R，偏好 $v>\zeta_2$ 的个体将接种疫苗，且 ζ_2 满足以下条件：

$$\zeta_2 = \begin{cases} \zeta_1, & \mu_1 \leqslant z(\zeta_1) \\ \dfrac{k-r_2^R-\mu_1}{1+k}, & z(\zeta_1) < \mu_1 < z(0) \\ 0, & z(0) \leqslant \mu_1 \end{cases}$$

类似命题 6.1 中承诺型第二期销售补贴分析，响应型情境下第二期的个体决策依赖于相应的销售补贴以及疫苗有效性后置信念 μ_1。

预期第二期个体决策后，政府在预算约束的条件下，设置第二期销售补贴 r_2^R 最大化相应的疫苗需求：

$$\Gamma_2^R(r_2^R) = \left[\min\left\{ \zeta_1 - \frac{k-\mu_1-r_2^R}{1+k}, \ \zeta_1 \right\} \right]^+$$

s. t. $r_1^R(1-\zeta_1)+r_2^R\left[\min\left\{\zeta_1-\dfrac{k-\mu_1-r_2^R}{1+k},\ \zeta_1\right\}\right]^+\leq B$

其中，$r_1^R(1-\zeta_1)$ 和 $r_2^R\left[\min\left\{\zeta_1-\dfrac{k-\mu_1-r_2^R}{1+k},\ \zeta_1\right\}\right]^+$ 分别代表第一、二期预算支出。优化以上目标方程和约束条件，政府补贴和剩余个体之间的均衡结果如下：

命题 6.4　给定响应情境下 r_1^R、μ_1、ζ_1 以及 $\bar{\mu}_1^R=(k+r_1^R)(1-\zeta_1)-B-\zeta_1$ 和 $\bar{\bar{\mu}}_1^R=\dfrac{k\zeta_1-B+r_1^R(1-\zeta_1)}{\zeta_1}$，政府与剩余个体之间存在第二期子博弈均衡结果。具体而言：

（1）在预算充足的背景下，$B>\dfrac{(1+k)\zeta_1^2+r_1^R(1-\zeta_1)^2}{1-\zeta_1}$，最优补贴 r_2^{R*} 和相应的疫苗覆盖率 $\varGamma_2^{R*}(r_2^{R*})$ 分别为：

当 $\mu_1\geq\bar{\mu}_1^R$ 时，$r_2^{R*}=[k-\mu_1]^+$，$\varGamma_2^{R*}(r_2^{R*})=\zeta_1$；

当 $\mu_1<\bar{\mu}_1^R$ 时，$r_2^{R*}=B-r_1^R(1-\zeta_1)$，$\varGamma_2^{R*}(r_2^{R*})=0$。

（2）在预算不足的背景下，$B\leq\dfrac{(1+k)\zeta_1^2+r_1^R(1-\zeta_1)^2}{1-\zeta_1}$，最优补贴 r_2^{R*} 和相应的疫苗覆盖率 $\varGamma_2^{R*}(r_2^{R*})$ 分别为：

当 $\mu_1\geq\bar{\bar{\mu}}_1^R$ 时，$r_2^{R*}=[k-\mu_1]^+$，$\varGamma_2^{R*}(r_2^{R*})=\zeta_1$；

当 $\bar{\mu}_1^R<\mu_1<\bar{\bar{\mu}}_1^R$ 时，$r_2^{R*}=\dfrac{1}{2}\left[k-\mu_1-(1+k)\zeta_1+\sqrt{\Delta}\right]$，$\varGamma_2^{R*}(r_2^{R*})=$

$\zeta_1-\dfrac{k+(1+k)\zeta_1-\mu_1-\sqrt{\Delta}}{2(1+k)}$；

当 $\mu_1\leq\bar{\mu}_1^R$ 时，$r_2^{R*}=B-r_1^R(1-\zeta_1)$，$\varGamma_2^{R*}(r_2^{R*})=0$。

（3）偏好满足 $k-r_2^{R*}(r_1^R)-\mu_1\leq v_i\leq\zeta_1$ 的个体将在第二期接种疫苗。

直觉上，命题 6.4 说明响应型情境下，预算约束影响第二期销售补贴的构成要素，进而形成了不同的补贴结构。当预算充足时，补贴结构中涵盖两种构成要素，即最大程度补贴 $r_2^{R*}=B-r_1^R(1-\zeta_1)$ 和最小程度补贴 $r_2^{R*}=[k-\mu_1]^+$；当预算不足时，补贴结构中涵盖三种构成要素，即最大程度、中等程度 $r_2^{R*} = \dfrac{1}{2}[k-\mu_1 -$

$(1+\dot{k})\zeta_1 + \sqrt{\Delta}$ 以及最小程度补贴。

以上补贴结构的异质性源于：预算约束使疫苗有效性后验信念和最优第二期销售补贴在提高第二期疫苗覆盖率方面具有不对称性。首先，考虑预算充足的背景，后验信念起主导作用，而第二期销售补贴起次要作用。具体而言，当这一信念偏高时，$\mu_1 \geqslant \bar{\mu}_1^R$，第二期销售补贴即使低于相应的预算，但仍然可以提高第二期疫苗覆盖率至最高水平，$\Gamma_2^{R*}(r_2^{R*}) = \zeta_1$；反之，当这一信念偏低时，$\mu_1 < \bar{\mu}_1^R$，即使第二期销售补贴达到最大化水平，第二期的疫苗覆盖率仍然为零，$\Gamma_2^{R*}(r_2^{R*}) = 0$。其次，考虑预算不足的背景，中等信念数值 $\bar{\mu}_1^R < \mu_1 < \bar{\bar{\mu}}_1^R$ 扭转了以上不对称作用。也就是说，最优第二期销售补贴 $r_2^{R*} = \dfrac{1}{2}[k-\mu_1-(1+k)\zeta_1 + \sqrt{\Delta}]$ 取代疫苗有效性感知程度起主导作用，进而决定了第二期疫苗最大需求量 $\Gamma_2^{R*}(r_2^{R*}) = \zeta_1 - \dfrac{k-\mu_1-r_2^{R*}}{1+k}$。其中，预算不足也通过第二期销售补贴间接影响第二期的疫苗需求量。

不同于响应型情境下两种影响因素影响第二期需求量，承诺型销售补贴只存在单一影响因素，即疫苗有效性的后验信念。另一影响因素——最优第二期销售补贴，则不影响第二期疫苗需求。这是因为，不管是否存在财政预算，只有最大化第一期销售补贴，并且最小化第二期销售补贴才能激活直接效应和积极间接效应，进而最大化疫苗覆盖率。因此，在承诺型动态补贴中，第二期销售补贴始终为零，并且预算约束未对其产生影响。

此外，命题6.4还表明了第一期与第二期销售补贴之间的关系。由于预算不足中的三种构成元素包括充足预算中的两种构成元素，推论6.1中将以前者为例说明以上两者之间的关系。

推论 6.1　在响应型补贴和预算不足的背景下，第一期与第二期销售补贴之间的关系如下：

当 $\mu_1 \geqslant \bar{\bar{\mu}}_1^R$ 时，$\dfrac{\partial r_2^{R*}}{\partial r_1^R} = 0$；当 $\bar{\mu}_1^R < \mu_1 < \bar{\bar{\mu}}_1^R$ 时，$\dfrac{\partial r_2^{R*}}{\partial r_1^R} > 0$；当 $\mu_1 < \bar{\mu}_1^R$ 时，$\dfrac{\partial r_2^{R*}}{\partial r_1^R} < 0$。

推论 6.1 说明两期销售补贴之间的关系取决于疫苗有效性的后验信念。如果这一信念偏高，则第二期销售补贴不受第一期销售补贴的影响，这一关系类似于承诺型情境下第二期销售补贴，即第二期销售补贴始终为零且与第一期销售补贴无关。相反，如果后验信念不高时，则两者之间呈现出互补或者替代关系。具体而言，互补关系发生在中等信念时，即第二期销售补贴随着第一期补贴的增加而增加；而替代关系发生在偏低信念时，即第二期销售补贴随着第一期补贴的增加而减少。

以上分析也从侧面再次印证了上文中的不对称性解释，即当后验信念偏高时，其在提高第二期疫苗覆盖率方面起主导作用，第二期销售补贴起次要作用，并且与第一期销售补贴之间不存在相关性；而当后验信念不高时，其主导作用并不突出，表现为两期销售补贴存在替代和互补关系。

二、第一期决策和均衡分析

给定任意的销售补贴 r_1^R，所有个体不仅预期到早期接种人群的有效性评论如何改变先验信念，而且预期到政府将要采取哪种措施应对这些评论：响应型补贴可以利用或者扭转有效性评论的信息优势。基于以上因素，命题 6.5 刻画了个体决策的第一期均衡结果。

命题 6.5　给定 $\varphi(\zeta_1) = (k+1)\left[\zeta_1 F(\bar{\bar{\mu}}_1^R) - \displaystyle\int_{\bar{\mu}_1^R}^{\bar{\bar{\mu}}_1^R}\left(\zeta_1 + \dfrac{\mu_1 - (1+k)\zeta_1 - k + \sqrt{\Delta}}{2(1+k)}\right)\right.$

$\left. dF(\mu_1)\right] - k + r_1^R - \displaystyle\int_k^\infty (\mu_1 - k)\,dF(\mu_1)$，响应型销售补贴 $\{r_1^R, r_2^{R*}(r_1^R)\}$ 下第一期个体决策的均衡结果：

（1）如果预算充足，$B > \dfrac{(1+k)\ \zeta_1^2 + r_1^R\ (1-\zeta_1)^2}{1-\zeta_1}$，均衡结果为：

$$\zeta_1(r_1^R) = \begin{cases} 0, & r_1^R \geqslant k + \displaystyle\int_k^\infty (\mu_1 - k)dF(\mu_1) \\[2ex] \psi, & k + \displaystyle\int_k^\infty (\mu_1 - k)dF(\mu_1) - (k+1)F(\overline{\mu}_1^R(1)) \ < r_1^R < k + \displaystyle\int_k^\infty (\mu_1 - k)dF(\mu_1) \\[2ex] 1, & r_1^R \leqslant k - (k+1)F(\overline{\mu}_1^R(1)) + \displaystyle\int_k^\infty (\mu_1 - k)dF(\mu_1) \end{cases}$$

其中，ψ 是以下隐函数的唯一解：

$$(k+1)\zeta_1 F(\overline{\mu}_1^R) + r_1^R - k - \int_k^\infty (\mu_1 - k)\,dF(\mu_1) = 0$$

阈值 $\zeta_1(r_1^R)$ 是 r_1^R 的单调减函数。

（2）如果预算不足，$B \leqslant \dfrac{(1+k)\ \zeta_1^2 + r_1^R\ (1-\zeta_1)^2}{1-\zeta_1}$，均衡结果为：

$$\zeta_1(r_1^R) = \begin{cases} 0, & \varphi(0) \geqslant 0 \\[1ex] \tau, & \varphi(0) < 0\ 和\ \varphi(1) > 0 \\[1ex] 1, & \varphi(1) \leqslant 0 \end{cases}$$

其中，τ 是以下隐函数的唯一解：

$$(k+1)\left[\tau F(\overline{\mu}_1^R) - \underbrace{\int_{\underline{\mu}_1^R(\tau)}^{\overline{\overline{\mu}}_1^R(\tau)} \left(2\tau + \frac{\mu_1 - (1+k)\tau - k + \sqrt{\Delta}}{2(1+k)} \right) dF(\mu_1)}_{预算不足的影响} \right] -$$

$$k + r_1^R - \int_k^\infty (\mu_1 - k)\,dF(\mu_1) = 0$$

观察命题6.5发现：在响应型情境下，个体第一期的何时决策仅受第一期补贴的影响，而不受到信息差额的影响。这似乎不同于承诺型销售补贴（见命题6.2）的相关结论。然而，这一结论可能是肤浅的。在仔细查阅第六章附录中命题6.5的证明之后，本章认为，由于第二期销售补贴是第一期销售补贴的函数，信息差额从数学表达式方面被简化为第一期销售补贴，其仍然是影响个体决策的核心因素。

除了第一期销售补贴之外，命题 6.5 也暗示了财政预算通过影响第一期补贴的范围而影响个体决策。以预算充足为例，当 $k > \dfrac{B - \zeta_1^2}{\zeta_1^2 + (1 - \zeta_1)^2}$ 时，第一期销售补贴的最大范围受限于充足预算，$r_1^R < \dfrac{B}{1 - \zeta_1} - \dfrac{(1+k)\zeta_1^2}{(1 - \zeta_1)^2} < k$，这导致 $r_1^R \geqslant k$ 以及 $\zeta_1(r_1^R) = 0$ 的情况被省略，即"蜂拥接种"不会出现于第一期的情况。

预期到个体对任意响应型补贴 r_1^R 的反应以及第二期子博弈均衡，政府设计第一期销售补贴 r_1^R 以优化总疫苗覆盖率：

$$\Gamma_1^R(r_1^R;\ r_2^{R*}) = (1 - \zeta_1) + E_{\mu_1} \left[(\zeta_1 - \zeta_2^*)^+ \right]$$

其中，第一项和第二项分别代表第一、第二期的疫苗覆盖率。给定特定假设

$$\left. \frac{\partial \Gamma_1^R(r_1;\ r_2^{R*})}{\partial r_1} \right|_{r_1 = r_1^{R*}} = 0$$ 后，存在以下命题：

命题 6.6　在响应型补贴情境下，最优补贴项目为 $\{r_1^{R*},\ r_2^{R*}(r_1^{R*})\}$。具体而言，$r_1^{R*}$ 最大化 $\Gamma_1^R(r_1^R;\ r_2^{R*})$，$r_2^{R*}$ 受预算约束的影响。当 $B > \dfrac{(1+k)\zeta_1^2 + r_1^{R*}(1 - \zeta_1)^2}{1 - \zeta_1}$ 时，最优第二期销售补贴为：

$$r_2^{R*} = \begin{cases} [k - \mu_1]^+, & \mu_1 \geqslant \bar{\mu}_1^R \\ B - r_1^{R*}(1 - \zeta_1), & \mu_1 < \bar{\mu}_1^R \end{cases}$$

当 $B \leqslant \dfrac{(1+k)\zeta_1^2 + r_1^{R*}(1 - \zeta_1)^2}{1 - \zeta_1}$ 时，最优第二期销售补贴为：

$$r_2^{R*} = \begin{cases} [k - \mu_1]^+, & \mu_1 \geqslant \bar{\bar{\mu}}_1^R \\ \dfrac{k + (1+k)\zeta_1 - \mu_1 - \sqrt{\Delta}}{2(1+k)}, & \bar{\mu}_1^R < \mu_1 < \bar{\bar{\mu}}_1^R \\ B - r_1^{R*}(1 - \zeta_1), & \mu_1 < \bar{\mu}_1^R \end{cases}$$

命题 6.6 说明，由于第二期销售补贴依赖于疫苗有效性的后验信念，响应型补贴路径可能是递增或递减趋势（基于第一期和第二期销售补贴的比较）。然

而，承诺型补贴路径是递减的，这是因为政府永远会最大限度提高第一期销售补贴而保持第二期销售补贴为零。这种递减补贴路径也出现于太阳能行业中，Lobel 和 Perakis（2011）认为当期补贴应该偏高，而后期补贴应降至零。此外，当 $\mu_1 \geq \bar{\bar{\mu}}_1^R$ 和 $\mu_1 > k$ 时，第二期补贴为零 $r_2^{R*} = 0$ 也存在于响应型情境下，这类似于承诺型销售补贴中的 $r_2^{P*} = 0$。

第五节　比较成本补贴和响应型销售补贴

学术界广泛认为，政府在协调疫苗市场方面应有所作为（Chick et al.，2008；Arifoğlu et al.，2012；Adida et al.，2013）。但是，究竟是通过改变个体行为而干预需求端，还是通过向制造商提供充足激励而干预供给端？也就是说，这两种干预机制的效率和绩效有待商榷。第三节和第四节讨论了需求端补贴的效率，本节将探讨供给端补贴（即成本补贴）的效率。为此，本节首先引入制造商价格决策；其次考虑成本补贴下制造商的决策反应和均衡分析；最后通过比较成本补贴和承诺型销售补贴，来评估供给端干预和需求端干预在提高疫苗覆盖率方面的绩效。

在成本补贴背景下，参与者决策顺序如下：在第一期之前，政府设计成本补贴机制；在第一期，制造商决策疫苗价格，随后，所有个体决策立即接种还是推迟接种；在第二期，早期接种者公开有关疫苗有效性评论的相关信息，随后，延迟个体更新疫苗有效性信念并做出是否接种决策。本节同样采用逆向归纳法求解均衡结果。

首先，类似于前文的分析，所有个体知道疫苗价格后做出相应的决策，假设 τ_1 和 τ_2 分别为第一期和第二期的均衡结果。

命题6.7　在成本补贴的背景下，所有个体在第一期推迟决策，$\tau_1 = 1$；疫苗

偏好 $v \geqslant \tau_2$ 的个体在第二期接种疫苗。其中，$\tau_2 = \dfrac{p^M + k}{1+k}$ 且 $0 \leqslant p^M \leqslant 1$。

命题 6.7 表明策略性延迟决策是成本补贴情境下个体的最优选项。这是因为尽管成本补贴影响疫苗价格，但是两期内疫苗价格是相等的且二者的差额为零，这导致任何个体不会在第一期直接接种疫苗。相反，他们仍然等待更多关于疫苗有效性的信息并推迟决策，最终疫苗有效性的后验信念等于先验信念。实际上，成本补贴下个体决策等价于无社会化学习情形下的单期决策，而阈值 τ_2 只受到疫苗价格 p^M 的影响。此外，以上关于个体推迟决策以及相关解释也同样适用于两期等量承诺型销售补贴的情境。

其次，构建成本补贴机制下制造商的期望利润：

$$\pi^M(p^M) = \left[p^M - (c - s^M) \right] \rho(p^M)$$

此处，$\left[p^M - (c - s^M) \right]$ 代表边际利润，而 $\rho(p^M) = 1 - \tau_2 = \dfrac{1 - p^M}{1+k}$ 代表总需求（第一阶段的疫苗需求为零）。利润函数关于 p^M 求导数，得到最优疫苗价格：

$$p^{M*} = \frac{1}{2} \left(1 + c - s^M \right)$$

最后，将最优疫苗价格代入需求函数中，构建预算约束下的政府期望覆盖率：

$$\Gamma^M(s^M) = \rho(p^{M*})$$
$$\text{s. t. } s^M \rho(p^{M*}) \leqslant B$$

其中，$\rho(p^{M*}) = \dfrac{1 - c + s^M}{2(1+k)}$。优化目标函数可以得到最优成本补贴：

$$s_W^* = \frac{1}{2} \left[c - 1 + \sqrt{(c-1)^2 + 8(1+k)B} \right]$$

显然，最优成本补贴取决于网络外部性系数和预算约束，而不受到社会化学习的影响。将这种供给端干预机制（即成本补贴）与需求端单期干预机制（即仅第一期和仅第二期的最优销售补贴）相比较，可以得到以下命题：

命题 6.8　（1）如果制造商决定疫苗价格，成本补贴和仅第二期销售补贴是等价的，集中体现在最优补贴水平，$s^{M*} = \min\left\{ \dfrac{1}{2}\left[\, c-1+\sqrt{(c-1)^2+8(1+k)B}\,\right],\right.$

$\left.1\right\}$，以及最大化疫苗覆盖率，$\varGamma^{M*} = \min\left\{ \dfrac{1-c+\sqrt{(c-1)^2+8(1+k)B}}{4(1+k)},\ 1\right\}$。

（2）最大化疫苗覆盖率，不同补贴机制的优先顺序为：仅第一期销售补贴优于成本补贴和仅第二期销售补贴。

引入制造商决策后，命题 6.8（1）说明：不论是面向需求端的仅第二期零售补贴还是面向供给端的成本补贴，所有个体都将推迟决策到第二期，并且这两种补贴在最优补贴程度和最大疫苗覆盖率方面是等价的。这是因为，就个体效用而言，成本补贴引起的价格减少可以完全由等额的直接销售补贴所弥补，反之亦然。命题 6.8（2）表明了承诺情境下不同补贴机制的优先顺序。在这些机制中，仅第一期销售补贴激活直接效应和积极间接效应，增加两期疫苗需求量，而剩余两种补贴方式只能通过直接效应增加单期（即第二期）疫苗需求量。此外，这一优先顺序也通过引入制造商价格决策的方法拓展了命题 6.3 的适用范围。

第六节　本章小结

本章在考虑他人评论的单一信息及其衍生的策略性行为下，研究社会化学习（个体或消费者行为）与动态补贴机制（政府行为）在两期内的相互影响，主要解决两个问题：疫苗犹豫的根源以及政府如何设计动态补贴机制。针对第一个问题，本章发现，在单一信息不确定和策略性决策行为下，信息差额和补贴差额可以用于解释提前接种、分散接种以及接种犹豫等现象。其中，疫苗犹豫是个体通过社会化学习缓解疫苗有效性不确定的一种策略行为。

针对第二个问题，本章发现补贴时间或决策顺序影响最优销售补贴机制的设计。在承诺型销售补贴中，两期销售补贴的路径是递增的，即政府始终倾向于最大化第一期销售补贴，且设置第二期销售补贴为零。在响应型销售补贴中，补贴路径和结构则更加复杂化。其中，递增或递减补贴路径都可能出现，其受到疫苗有效性的后验信念的影响；多种要素的补贴结构则取决于预算约束。此外，本章还引入政府价格决策评估成本补贴的有效性，发现其与仅第二期销售补贴在最优补贴程度以及最大化疫苗覆盖率方面是等价的，同时这两种补贴次优于仅第一期销售补贴。

本章附录 A

为了便于后文分析，我们定义和假设以下数学公式作为正文中的补充资料：

(1) $f(\mu_1) = \dfrac{1}{\sqrt{2\pi}\,\sigma_0} \exp\left\{-\dfrac{\mu_1^2}{2\sigma_0^2}\right\}$ 和 $F(\mu_1) = \displaystyle\int_{-\infty}^{\mu_1} \dfrac{1}{\sqrt{2\pi}\,\sigma_0} \exp\left\{-\dfrac{t^2}{2\sigma_0^2}\right\} dt$；

(2) $\bar{\mu}_1^R = \bar{\mu}_1^R(x) = (k + r_1^R)(1 - x) - B - x$ 和 $\bar{\bar{\mu}}_1^R = \bar{\bar{\mu}}_1^R(x) = \dfrac{kx - B + r_1^R(1-x)}{x}$；

(3) $\Delta = \left[\mu_1 - k + (1+k)\zeta_1\right]^2 + 4(1+k)\left[B - r_1^R(1 - \zeta_1)\right]$；

(4) $\varphi(0) = (k+1)\displaystyle\int_{\bar{\mu}_1^R}^{\bar{\bar{\mu}}_1^R} \left(\dfrac{\mu_1 - k + \sqrt{(\mu_1 - k)^2 + 4(1+k)(B - r_1^R)}}{2(1+k)}\right) dF(\mu_1) - k + r_1^R$；

(5) $\varphi(1) = (k+1)\left[F(\bar{\bar{\mu}}_1^R) + \displaystyle\int_{\bar{\mu}_1^R}^{\bar{\bar{\mu}}_1^R} \left(\dfrac{1}{2} + \dfrac{\mu_1 - k + \sqrt{(\mu_1 + 1)^2 + 4(1+k)B}}{2(1+k)}\right) dF(\mu_1)\right] - k + r_1^R$；

(6) $z(x) = k - r_2^P - (k+1)x$

本章附录 B

证明命题 6.1

第二期，剩余个体的效用函数为：

$$U_2(\theta_2) = \max\{0,\ v+\mu_1-k[(1-\theta_1)+(\theta_1-\theta_2)^+]+r_2^p\}$$

在 $\theta_2 \in [0,\ \theta_1]$ 的范围内定义 $\omega(\theta_2) = v+\mu_1-k(1-\theta_2)+r_2^p$，其是 θ_2 的增函数。因此，个体效用的分析如下：

当 $\mu_1 \leqslant z(\theta_1)$ 时，$\omega(\theta_2) \leqslant \theta_1+\mu_1-k(1-\theta_1)+r_2^p \leqslant 0$ 且 $U_2(\theta_2)=0$，则 $\theta_2=\theta_1$ 是均衡结果。

当 $\mu_1 \geqslant z(0)$ 时，$\omega(\theta_2) \geqslant \mu_1-k+r_2^p \geqslant 0$ 且 $U_2(\theta_2) \geqslant 0$，则 $\theta_2=0$ 是均衡结果。

当 $z(\theta_1) < \mu_1 < z(0)$ 时，存在均衡结果 $\theta_2 = \dfrac{k-r_2^p-\mu_1}{1+k}$ 使 $U_2(\theta_2)=0$。

证明命题 6.2

通过以下四步论证该命题的正确性：

第一步，给定 $\theta_1 \in [0,1]$，分别构建个体 $v \in [0,1]$ 直接接种和推迟接种产生的期望效用。直接接种的期望效用：

$$U_1(v;\ \theta_1) = v-E[s(\rho)]+r_1^P$$

延迟决策的期望效用为：

$$E[U_2(v;\ \theta_1)] = E[\max\{0,\ v+\mu_1-s(\rho)+r_2^P\}] = \int_{s(\rho)-r_2^P-v}^{\infty}[v+\mu_1-s(\rho)+r_2^P]dF(\mu_1)$$

定义超额效用为：

$$\kappa(v;\ \theta_1) = U_1(v;\ \theta_1) - E[\,U_2(v;\ \theta_1)\,]$$

$$= v - E[\,s(\rho)\,] + r_1^R - \int_{s(\rho) - r_2^R - v}^{\infty} [\,v + \mu_1 - s(\rho) + r_2^R\,] dF(\mu_1)$$

对上式求导为:

$$\frac{\partial \kappa(v;\ \theta_1)}{\partial v} = 1 - \int_{s(\rho) - r_2^R - v}^{\infty} dF(\mu_1) > 0$$

由于超额效用的单调性适用于任何 $v \in [0,\ 1]$,这意味着纯策略接种均衡符合第一期阈值的结构。

第二步,考虑立刻接种与推迟接种的无差异个体效用:

$$U_1(\theta_1) = \theta_1 - k\Big[\,(1 - \theta_1) + \int_{z(\theta_1)}^{z(0)}\Big(\theta_1 - \frac{k - r_2^p - \mu_1}{1 + k}\Big) dF(\mu_1) +$$

$$\int_{z(0)}^{\infty} \theta_1 dF(\mu_1)\,\Big] + r_1^p$$

$$= \theta_1 + r_1^p - k(1 - \theta_1) - k\int_{z(\theta_1)}^{\infty} \theta_1 dF(\mu_1) + \int_{z(\theta_1)}^{z(0)} k\Big(\frac{k - r_2^p - \mu_1}{1 + k}\Big) dF(\mu_1)$$

$$E[\,U_2(\theta_1)\,] = \int_{z(\theta_1)}^{z(0)} \Big[\,\theta_1 + \mu_1 - k\Big(1 - \frac{k - r_2^p - \mu_1}{1 + k}\Big) + r_2^p\,\Big] dF(\mu_1) +$$

$$\int_{z(0)}^{\infty} [\,\theta_1 + \mu_1 - k + r_2^p\,] dF(\mu_1)$$

$$= \int_{z(\theta_1)}^{\infty} [\,\theta_1 + \mu_1 - k + r_2^p\,] dF(\mu_1) + \int_{z(\theta_1)}^{z(0)} k\Big(\frac{k - r_2^p - \mu_1}{1 + k}\Big) dF(\mu_1)$$

θ_1 满足 $U_1(\theta_1) = U_2(\theta_1)$,即:

$$\theta_1 + r_1 - k(1 - \theta_1) - k\int_{k(1-\theta_1) - \theta_1 - r_2}^{\infty} \theta_1 dF(\mu_1) = \int_{k(1-\theta_1) - \theta_1 - r_2}^{\infty} [\,\theta_1 + \mu_1 - k + r_2\,] dF(\mu_1)$$

$$\theta_1 + r_1 - k(1 - \theta_1) F[\,z(\theta_1)\,] = \int_{z(\theta_1)}^{\infty} [\,\theta_1 + \mu_1 + r_2\,] dF(\mu_1)$$

$$r_1 - r_2 = \int_{z(\theta_1)}^{\infty} [\,\theta_1 + \mu_1 + r_2\,] dF(\mu_1) + k(1 - \theta_1) F[\,z(\theta_1)\,] - \theta_1 - r_2$$

$$= \int_{z(\theta_1)}^{\infty} \mu_1 dF(\mu_1) + \int_{z(\theta_1)}^{\infty} (\theta_1 + r_2) dF(\mu_1) +$$

$$k(1 - \theta_1)F[z(\theta_1)] - \theta_1 - r_2$$

$$= \int_{z(\theta_1)}^{\infty} \mu_1 dF(\mu_1) - (\theta_1 + r_2)F[z(\theta_1)] + k(1 - \theta_1)F[z(\theta_1)]$$

$$= \int_{z(\theta_1)}^{\infty} \mu_1 dF(\mu_1) + z(\theta_1)F[z(\theta_1)]$$

证明以上隐函数等式只有一个最优均衡解。对于任意 $v \in [0, 1]$，定义期望效用差值为：

$$\kappa(\theta_1) = U_1(\theta_1) - U_2(\theta_1) = r_1 - r_2 - \int_{z(\theta_1)}^{\infty} \mu_1 dF(\mu_1) - z(\theta_1)F[z(\theta_1)]$$

为了便于对 $\kappa(\theta_1)$ 求导，我们研究：

$$Y(x) = \int_{x}^{\infty} \mu_1 dF(\mu_1) + xF(x)$$

其导数为：

$$\frac{\partial Y(x)}{\partial x} = F(x) > 0$$

当 $x = z(\theta_1)$ 时：

$$\frac{\partial \gamma[z(\theta_1)]}{\partial \theta_1} = \frac{\partial \gamma[z(\theta_1)]}{\partial z(\theta_1)} \frac{\partial z(\theta_1)}{\partial \theta_1} = -(k+1)F[z(\theta_1)] < 0$$

因此，超额效用的导数为：

$$\frac{\partial \kappa(\theta_1)}{\partial \theta_1} = -\frac{\partial \gamma[z(\theta_1)]}{\partial \theta_1} = (k+1)F[z(\theta_1)] > 0$$

单调性意味着这个隐函数最多只有一个解。

第三步，在讨论临界值 $\kappa(0)$ 和 $\kappa(1)$ 之前，我们继续研究以下公式的性质：

$$\gamma(x) = \int_{x}^{\infty} \mu_1 dF(\mu_1) + xF(x)$$

$$= \int_{x}^{\infty} \frac{\mu_1}{\sqrt{2\pi}\sigma_0} \exp\left\{ -\frac{\mu_1^2}{2\sigma_0^2} \right\} d\mu_1 + x \int_{-\infty}^{x} \frac{1}{\sqrt{2\pi}\sigma_0} \exp\left\{ -\frac{t^2}{2\sigma_0^2} \right\} dt$$

$$= \int_{x}^{\infty} \frac{-1}{\sqrt{2\pi}} \exp\left\{-\frac{\mu_1^2}{2\sigma_0^2}\right\} d\left[-\frac{1}{2}\left(\frac{\mu_1}{\sigma_0}\right)^2\right] + x\int_{-\infty}^{x} \frac{1}{\sqrt{2\pi}\sigma_0} \exp\left\{-\frac{t^2}{2\sigma_0^2}\right\} dt$$

$$= \frac{1}{\sqrt{2\pi}} \exp\left\{-\frac{x^2}{2\sigma_0^2}\right\} + x\int_{-\infty}^{x} \frac{1}{\sqrt{2\pi}\sigma_0} \exp\left\{-\frac{t^2}{2\sigma_0^2}\right\} dt$$

当 $x \to -\infty$ 时：

$$\lim_{x\to-\infty}\gamma(x) = \lim_{x\to-\infty} x\int_{\infty}^{x} \frac{1}{\sqrt{2\pi}\sigma_0} \exp\left\{-\frac{t^2}{2}\right\} dt = \lim_{x\to-\infty} \frac{\int_{\infty}^{x} \frac{1}{\sqrt{2\pi}\sigma_0} \exp\left\{-\frac{t^2}{2}\right\} dt}{\frac{1}{x}}$$

$$= \lim_{x\to-\infty} \frac{\frac{1}{\sqrt{2\pi}\sigma_0} \exp\left\{-\frac{x^2}{2}\right\}}{-\frac{1}{x^2}} = -\frac{1}{\sqrt{2\pi}\sigma_0} \lim_{x\to-\infty} \frac{x^2}{\exp\left\{\frac{x^2}{2}\right\}}$$

$$= -\frac{1}{\sqrt{2\pi}\sigma_0} \lim_{x\to-\infty} \frac{2x}{x\times\exp\left\{\frac{x^2}{2}\right\}} = -\frac{1}{\sqrt{2\pi}\sigma_0} \lim_{x\to-\infty} \frac{2}{\exp\left\{\frac{x^2}{2}\right\}} = 0$$

以上单调性 $\frac{\partial\gamma(x)}{\partial x} > 0$ 和最小值 $\lim_{x\to-\infty}\gamma(x) = 0$ 可以得到：对于 $x\in(-\infty, +\infty)$，$\gamma(x) > \lim_{x\to-\infty}\gamma(x) = 0$。

考虑 $\kappa(\theta_1)$ 的临界值：

$$\kappa(1) = r_1 - r_2 - \int_{z(1)}^{\infty} \mu_1 dF(\mu_1) - z(1)F[z(1)] \tag{A6-1}$$

$$\kappa(0) = r_1 - r_2 - \int_{z(0)}^{\infty} \mu_1 dF(\mu_1) - z(0)F[z(0)] \tag{A6-2}$$

基于式（A6-1）和（A6-2），我们有命题 6.2 的相关结论。

第四步，论证命题 6.2（2）。回忆第二步中的 $\frac{\partial\gamma(x)}{\partial x} = F(x) > 0$，并对 $r_1^p - r_2^p = \gamma[z(\theta_1)]$ 分别关于 r_1 和 r_2 求导数：

$$\frac{\partial\theta_1}{\partial r_1} = -\frac{1}{(k+1)F[z(\theta_1)]} < 0 \text{ 和} \frac{\partial\theta_1}{\partial r_2} = \frac{1}{k+1}\left[\frac{1}{F[z(\theta_1)]} - 1\right] > 0。$$

证明命题6.3

首先，在不考虑预算约束的前提下求解最优补贴政策，目标函数可以写为：

$$\Gamma(r_1,\ r_2) = (1-\theta_1) + E_{\mu_1}\big[(\theta_1-\theta_2)^+\big]$$

$$= (1-\theta_1) + \int_{z(\theta_1)}^{z(0)}\left(\theta_1 - \frac{k-r_2-\mu_1}{1+k}\right)dF(\mu_1) + \int_{z(0)}^{\infty}\theta_1 dF(\mu_1)$$

$$= (1-\theta_1) + \frac{1}{1+k}\int_{z(\theta_1)}^{z(0)}\mu_1 dF(\mu_1) + \left(\theta_1 - \frac{k-r_2}{1+k}\right)\int_{z(\theta_1)}^{z(0)}dF(\mu_1) +$$

$$\theta_1\int_{z(0)}^{\infty}dF(\mu_1)$$

目标函数分别对 r_1 和 r_2 求偏导数：

$$\frac{\partial\Gamma(r_1,\ r_2)}{\partial r_1} = -\frac{\partial\theta_1}{\partial r_1} + \frac{\partial z(0)}{\partial r_1}\frac{z(0)}{1+k}f[z(0)] - \frac{\partial z(\theta_1)}{\partial r_1}\frac{z(\theta_1)}{1+k}f[z(\theta_1)] +$$

$$\frac{\partial\theta_1}{\partial r_1}\int_{z(\theta_1)}^{z(0)}dF(\mu_1) + \left(\theta_1 - \frac{k-r_2}{1+k}\right)$$

$$\left[\frac{\partial z(0)}{\partial r_1}f(z(0)) - \frac{\partial z(\theta_1)}{\partial r_1}f[z(\theta_1)]\right] + \frac{\partial\theta_1}{\partial r_1}\int_{z(0)}^{\infty}dF(\mu_1) +$$

$$\theta_1(-1)\frac{\partial z(0)}{\partial r_1}f[z(0)] = -\frac{\partial\theta_1}{\partial r_1}\int_{-\infty}^{z(\theta_1)}dF(\mu_1) +$$

$$\left[\frac{z(0)}{1+k} + \left(\theta_1 - \frac{k-r_2}{1+k}\right) - \theta_1\right]\frac{\partial z(0)}{\partial r_1}f(z(0)) -$$

$$\left[\frac{z(\theta_1)}{1+k} + \left(\theta_1 - \frac{k-r_2}{1+k}\right)\right]\frac{\partial z(\theta_1)}{\partial r_1}f[z(\theta_1)]$$

$$= -\frac{\partial\theta_1}{\partial r_1}\int_{-\infty}^{z(\theta_1)}dF(\mu_1) + \frac{k(k-r_2)}{1+k}\frac{\partial z(0)}{\partial r_1}f[z(0)] -$$

$$0\times\frac{\partial z(\theta_1)}{\partial r_1}f(z(\theta_1)) = -\frac{\partial\theta_1}{\partial r_1}\int_{-\infty}^{z(\theta_1)}dF(\mu_1)$$

$$= \frac{1}{(k+1)F[z(\theta_1)]}\int_{-\infty}^{z(\theta_1)}dF(\mu_1) = \frac{1}{(k+1)} > 0,$$

$$\frac{\partial \Gamma(r_1, r_2)}{\partial r_2} = -\frac{\partial \theta_1}{\partial r_2} + \frac{1}{1+k}\left[\frac{\partial z(0)}{\partial r_2}z(0)f[z(0)] - \frac{\partial z(\theta_1)}{\partial r_2}z(\theta_1)f[z(\theta_1)]\right] +$$

$$\left(\frac{\partial \theta_1}{\partial r_2} + \frac{1}{1+k}\right)\int_{z(\theta_1)}^{z(0)}dF(\mu_1) + \left(\theta_1 - \frac{k-r_2}{1+k}\right)$$

$$\left[\frac{\partial z(0)}{\partial r_2}f[z(0)] - \frac{\partial z(\theta_1)}{\partial r_2}f[z(\theta_1)]\right] + \frac{\partial \theta_1}{\partial r_2}\int_{z(0)}^{\infty}dF(\mu_1) +$$

$$\theta_1(-1)\frac{\partial z(0)}{\partial r_2}f[z(0)] = -\frac{\partial \theta_1}{\partial r_2}\int_{-\infty}^{z(\theta_1)}dF(\mu_1) +$$

$$\left[\frac{z(0)}{1+k} + \theta_1 - \frac{k-r_2}{1+k} - \theta_1\right]\frac{\partial z(0)}{\partial r_2}f[z(0)] -$$

$$\left[\frac{z(\theta_1)}{1+k} + \theta_1 - \frac{k-r_2}{1+k}\right]\frac{\partial z(\theta_1)}{\partial r_2}f[z(\theta_1)] + \frac{1}{1+k}\int_{z(\theta_1)}^{z(0)}dF(\mu_1)$$

$$= -\frac{\partial \theta_1}{\partial r_2}\int_{-\infty}^{z(\theta_1)}dF(\mu_1) + \frac{1}{1+k}\int_{z(\theta_1)}^{z(0)}dF(\mu_1)$$

$$= -\frac{1}{k+1}\left[\frac{1}{F[z(\theta_1)]} - 1\right]F(z(\theta_1)) + \frac{1}{1+k}\int_{z(\theta_1)}^{z(0)}dF(\mu_1)$$

$$= \frac{1}{1+k}\left[F[z(\theta_1)] - 1 + \int_{z(\theta_1)}^{z(0)}dF(\mu_1)\right] = \frac{F(z(0)) - 1}{(1+k)F[z(\theta_1)]} < 0$$

在无预算约束下，有以下结论：

$$\frac{\partial \Gamma(r_1, r_2)}{\partial r_1} = \frac{1}{(k+1)} > 0 \text{ 和 } \frac{\partial \Gamma(r_1, r_2)}{\partial r_2} = \frac{F[z(0)] - 1}{(1+k)F(z(\theta_1))} < 0$$

这些结论意味着：为了最大化疫苗覆盖率，无预算约束的政府将仅提供第一期补贴，不提供第二期补贴。同样的道理，存在预算约束的政府也将设计类似的补贴机制。

证明命题 6.4

在第二期中，异质性个体 $v \in [0, \zeta_1]$ 的接种效用为：

$$v + \mu_1 - k(\rho_1 + \rho_2) + r_2^R \in [\mu_1 - k + r_2^R, \ \zeta_1 + \mu_1 - k(1 - \zeta_1) + r_2^R]$$

基于以上个体效用，考虑以下三种情况：

情况（1）：当 $\mu_1 \leqslant (k+r_1^R)(1-\zeta_1)-B-\zeta_1$ 时，疫苗有效性感知程度非常低，以至于任何一个剩余个体即使享受最大限度补贴都不会接种疫苗：

$$\zeta_1+\mu_1-k(1-\zeta_1)+r_2^R \leqslant \zeta_1+\mu_1-k(1-\zeta_1)+B-r_1^R(1-\zeta_1) \leqslant 0$$

这意味着 $\Gamma_2^R(r_2^R)=0$ 并且 $r_2^R=B-r_1^R(1-\zeta_1)$。值得注意的是，$r_2^R<B$。

情况（2）：当 $\mu_1 \geqslant k$ 时，疫苗有效性感知程度非常高，以至于所有人即使在无补贴的条件下都会接种疫苗。此时，疫苗覆盖率为 $\Gamma_2^R(r_2^R)=\zeta_1$，第二期销售补贴为 $r_2^R=0$。

情况（3）：当 $(k+r_1^R)(1-\zeta_1)-B-\zeta_1<\mu_1<k$ 时，部分人群接种疫苗。此时，第二期疫苗覆盖率和约束条件为：

$$\Gamma_2^R(r_2^R)=\zeta_1+\frac{\mu_1+r_2^R-k}{1+k}$$

$$\text{s. t. } r_1^R(1-\zeta_1)+r_2^R\left(\zeta_1+\frac{\mu_1+r_2^R-k}{1+k}\right) \leqslant B \tag{A6-3}$$

$\dfrac{\partial \Gamma_2^R(r_2^R)}{\partial r_2^R}=\dfrac{1}{1+k}>0$ 意味着第二期疫苗覆盖率是 r_2^R 的增函数。因此，r_2^R 的范围是下文中求解的核心。一方面，通过求解约束条件中的式（A6-3），可以得到 r_2^R 的范围：

$$\frac{1}{2}\left[k-\mu_1-(1+k)\zeta_1-\sqrt{\Delta}\right] \leqslant r_2^R \leqslant \frac{1}{2}\left[k-\mu_1-(1+k)\zeta_1+\sqrt{\Delta}\right]$$

其中，$\Delta=\left[\mu_1-k+(1+k)\zeta_1\right]^2+4(1+k)\left[B-r_1^R(1-\zeta_1)\right]$。另一方面，由于 $0 \leqslant \zeta_2=\dfrac{k-\mu_1-r_2^R}{1+k} \leqslant \zeta_1$，$r_2^R$ 本身的范围为 $k-\mu_1-\zeta_1(1+k) \leqslant \zeta_2 \leqslant k-\mu_1$。在获得 r_2^R 的范围之前，需要比较以下三者之间的大小：$k-\mu_1$，$\dfrac{1}{2}\left[k-\mu_1-(1+k)\zeta_1-\sqrt{\Delta}\right]$ 和 $\dfrac{1}{2}\left[k-\mu_1-(1+k)\zeta_1+\sqrt{\Delta}\right]$。显然，存在 $k-\mu_1>\dfrac{1}{2}\left[k-\mu_1-(1+k)\zeta_1-\sqrt{\Delta}\right]$。但是，$k-\mu_1$ 和

$\frac{1}{2}\left[k-\mu_1-(1+k)\zeta_1+\sqrt{\Delta}\right]$ 之间的大小依赖于 μ_1：

当 $\mu_1<\dfrac{(r_1^R-k)(1-\zeta_1)+k-B}{\zeta_1}$ 时，$k-\mu_1>\dfrac{1}{2}\left[k-\mu_1-(1+k)\zeta_1+\sqrt{\Delta}\right]$。最优第二期

销售补贴和相应的疫苗覆盖率分别为：

$$r_2^{R*}=\frac{1}{2}\left[k-\mu_1-(1+k)\zeta_1+\sqrt{\Delta}\right] \text{ 和 } \Gamma_2^{R*}(r_2^{R*})=\zeta_1+\frac{\mu_1-k-(1+k)\zeta_1+\sqrt{\Delta}}{2(1+k)}$$

当 $\mu_1\geqslant\dfrac{(r_1^R-k)(1-\zeta_1)+k-B}{\zeta_1}$ 时，有 $k-\mu_1\leqslant\dfrac{1}{2}\left[k-\mu_1-(1+k)\zeta_1+\sqrt{\Delta}\right]$。最优第

二期销售补贴和相应的疫苗覆盖率分别为：

$$r_2^{R*}=k-\mu_1 \text{ 和 } \Gamma_2^{R*}(r_2^{R*})=\zeta_1$$

结合以上两种情况，我们综合第二期最优补贴和疫苗覆盖率如附表 6-1 所示。

附表 6-1　不同条件下第二期最优补贴和疫苗覆盖率

条件	第二期最优补贴和疫苗覆盖率
$\mu_1\geqslant k-\dfrac{B-r_1^R(1-\zeta_1)}{\zeta_1}$	$r_2^{R*}=\left[k-\mu_1\right]^+$ $\Gamma_2^{R*}(r_2^{R*})=\zeta_1$
$\mu_1< k-\dfrac{B-r_1^R(1-\zeta_1)}{\zeta_1}$	$r_2^{R*}=\dfrac{1}{2}\left[k-\mu_1-(1+k)\zeta_1+\sqrt{\Delta}\right]$ $\Gamma_2^{R*}(r_2^{R*})=\zeta_1+\dfrac{\mu_1-k-(1+k)\zeta_1+\sqrt{\Delta}}{2(1+k)}$

此外，根据情况（3）开始时定义的范围 $(k+r_1^R)(1-\zeta_1)-B-\zeta_1<\mu_1<k$，所以比

较 $\dfrac{k\zeta_1-B+r_1^R(1-\zeta_1)}{\zeta_1}$ 和 $(k+r_1^R)(1-\zeta_1)-B-\zeta_1$ 可以得到命题 6.4 的结论。

证明命题 6.5

由于预算约束对第二期响应型补贴结构产生重要影响，第一期中疫苗接种和

延迟接种的期望效用需求分别考虑：

情况（1）：当预算充足时，$B > \dfrac{(1+k)\zeta_1^2 + r_1^R(1-\zeta_1)^2}{1-\zeta_1}$，通过以下四步论证命题 6.5。

第一步，给定阈值 $\zeta_1 \in [0, 1]$，分别构建直接接种和延迟接种的预期效用：

$$U_1(v; \zeta_1) = v - E[s(\rho)] + r_1^R \text{ 和}$$

$$E[U_2(v; \zeta_1)] = E[\max\{0, v + \mu_1 - s(\rho) + r_2^R\}] = \int_{s(\rho)-r_2^R-v}^{\infty} [v + \mu_1 - s(\rho) + r_2^R] dF(\mu_1)$$

二者的期望效用差值为：

$$\kappa(v; \zeta_1) = U_1(v; \zeta_1) - E[U_2(v; \zeta_1)]$$

$$= v - E[s(\rho)] + r_1^R - \int_{s(\rho)-r_2^R-v}^{\infty} [v + \mu_1 - s(\rho) + r_2^R] dF(\mu_1)$$

对上式求导可得：

$$\frac{\partial \kappa(v; \zeta_1)}{\partial v} = 1 - \int_{s(\rho)-r_2^R-v}^{\infty} dF(\mu_1) > 0$$

由于超额效用的单调性适用于任何 $v \in [0, 1]$，这意味着纯策略接种均衡符合第一期阈值的结构。

第二步，给定以上第一期阈值，假设 $v = \zeta_1$ 并考虑无差异个体的效用（此处，$\bar{\mu}_1^R = \bar{\mu}_1^R(\zeta_1)$）：

$$U_1(\zeta_1) = \zeta_1 - E[s(\rho)] + r_1^R = \zeta_1 - k\{1 - \zeta_1 + E[\zeta_1 - \zeta_2]^+\} + r_1^R$$

$$= \zeta_1 - k\left[1 - \zeta_1 + \int_{-\infty}^{\bar{\mu}_1^R} (\zeta_1 - \zeta_1) dF(\mu_1) + \int_{\bar{\mu}_1^R}^{+\infty} (\zeta_1 - 0) dF(\mu_1)\right] + r_1^R$$

$$= \zeta_1 - k\left[1 - \zeta_1 + \int_{\bar{\mu}_1^R}^{+\infty} \zeta_1 dF(\mu_1)\right] + r_1^R \text{ 和}$$

$$E[U_2(\zeta_1)] = E[\max\{0, \zeta_1 + \mu_1 - s(\rho) + r_2^R\}]$$

$$= \int_{\bar{\mu}_1^R}^{\infty} (\zeta_1 + \mu_1 - k + k - \mu_1) dF(\mu_1)$$

$$= \int_{\bar{\mu}_1^R}^{\infty} \zeta_1 dF(\mu_1) + \int_k^{\infty} (\mu_1 - k) dF(\mu_1)$$

令超额效用 $\kappa(\zeta_1) = U_1(\zeta_1) - E[U_2(\zeta_1)] = (k+1)\zeta_1 F(\bar{\mu}_1^R) + r_1^R - k - \int_k^{\infty} (\mu_1 - k) dF(\mu_1)$，超额效用的导数为：

$$\frac{\partial \kappa(\zeta_1)}{\partial \zeta_1} > 0$$

这意味着超额效用随着偏好估值 ζ_1 的增加而增加。

第三步，根据 r_1^R 的范围讨论第一期的不同接种策略。当第一期销售补贴充足时 $r_1^R \geqslant k + \int_k^{\infty} (\mu_1 - k) dF(\mu_1)$，在 $\zeta_1 \in [0, 1]$ 内有 $\kappa(0) \geqslant 0$ 和 $U_1(\zeta_1) \geqslant E[U_2(\zeta_1)]$，这意味着所有人在第一期选择直接接种。相反，当第一期补贴不足时 $r_1^R \leqslant k - (k+1)F(\bar{\mu}_1^R(1)) + \int_k^{\infty} (\mu_1 - k) dF(\mu_1)$，在 $\zeta_1 \in [0, 1]$ 有 $\kappa(0) \leqslant 0$ 和 $U_1(\zeta_1) \leqslant E[U_2(\zeta_1)]$。这就意味着所有人选择推迟决策到第二期。当第一期补贴中等时 $k + \int_k^{\infty} (\mu_1 - k) dF(\mu_1) - (k+1)F(\bar{\mu}_1^R(1)) < r_1^R < k + \int_k^{\infty} (\mu_1 - k) dF(\mu_1)$，存在某一个值 ζ_1 满足 $U_1(\zeta_1) = E[U_2(\zeta_1)]$，即

$$(k+1)\zeta_1 F(\bar{\mu}_1^R) + r_1^R - k - \int_k^{\infty} (\mu_1 - k) dF(\mu_1) = 0$$

以上三步证明过程说明了命题 6.5 的可行性：

$$\zeta_1(r_1^R) = \begin{cases} 0, & r_1^R \geqslant k + \int_k^{\infty} (\mu_1 - k) dF(\mu_1) \\ \\ \psi, & k + \int_k^{\infty} (\mu_1 - k) dF(\mu_1) - (k+1)F(\bar{\mu}_1^R(1)) < r_1^R < k + \int_k^{\infty} (\mu_1 - k) dF(\mu_1) \\ \\ 1, & r_1^R \leqslant k - (k+1)F(\bar{\mu}_1^R(1)) + \int_k^{\infty} (\mu_1 - k) dF(\mu_1) \end{cases}$$

其中，ψ 是下列隐函数的唯一解：

$$(k+1)\zeta_1 F(\bar{\mu}_1^R) + r_1^R - k - \int_k^{\infty} (\mu_1 - k) dF(\mu_1) = 0$$

第四步，对上式中 r_1^R 求偏导数为：

$$\frac{\partial \psi}{\partial r_1^R} = \frac{-1-(k+1)\psi(1-\psi)f[\bar{\mu}_1^R(\psi)]}{(k+1)\{F[\bar{\mu}_1^R(\psi)]-\psi(k+r_1^R+1)f[\bar{\mu}_1^R(\psi)]\}} < 0$$

情况（2）：当财政预算不足时，$B \leqslant \dfrac{(1+k)\zeta_1^2+r_1^R(1-\zeta_1)^2}{1-\zeta_1}$，采用类似于情况

（1）的方法求得第一期的接种阈值。

第一步，分别构建直接接种和延期决策的期望效用：

$$U_1(v) = v - E[s(\rho)] + r_1^R,$$

$$E[U_2(v)] = E[\max\{0, \; v+\mu_1 - s(\rho) + r_2^R\}]$$

$$= \int_{s(\rho)-v-r_2^R}^{+\infty} [v+\mu_1 - s(\rho) + r_2^R] dF(\mu_1)$$

个体超额效用为：

$$\kappa(v) = U_1(v) - E[U_2(v)] = v - E[s(\rho)] + r_1^R - \int_{s(\rho)-v-r_2^R}^{+\infty} [v+\mu_1 - s(\rho) +$$

$$r_2^R] dF(\mu_1)$$

上式求导为：

$$\frac{\partial \kappa(v)}{\partial v} = 1 - \int_{s(\rho)-r_2^R-v}^{\infty} dF(\mu_1) > 0$$

由于超额效用的单调性适用于任何 $v \in [0, 1]$，这意味着纯策略接种均衡符合第一期阈值的结构。

第二步，给定以上第一期阈值，假设 $v = \zeta_1$ 并考虑无差异个体的效用（此处，$\bar{\mu}_1^R = \bar{\mu}_1^R(\zeta_1)$ 且 $\bar{\bar{\mu}}_1^R = \bar{\bar{\mu}}_1^R(\zeta_1)$）：

$$U_1(\zeta_1) = v - k[1 - \zeta_1 + E[\max\{\zeta_1 - \zeta_2, 0\}]] + r_1^R$$

$$= \zeta_1 - k\left\{1 - \zeta_1 + \int_{-\infty}^{\bar{\mu}_1^R} (\zeta_1 - \zeta_1) dF(\mu_1) + \right.$$

$$\int_{\bar{\mu}_1^R}^{\bar{\bar{\mu}}_1^R} \left[\zeta_1 - \frac{k+(1+k)\zeta_1 - \mu_1 - \sqrt{\Delta}}{2(1+k)}\right] dF(\mu_1) +$$

$$\left. \int_{\bar{\bar{\mu}}_1^R}^{+\infty} (\zeta_1 - 0) \, dF(\mu_1) \right\} + r_1^R$$

$$= \zeta_1 - k \left\{ 1 - \zeta_1 + \int_{\bar{\mu}_1^R}^{\bar{\bar{\mu}}_1^R} \left[\frac{(1 + k)\zeta_1 - k + \mu_1 + \sqrt{\Delta}}{2(1 + k)} \right] dF(\mu_1) + \right.$$

$$\left. \int_{\bar{\bar{\mu}}_1^R}^{+\infty} \zeta_1 \, dF(\mu_1) \right\} + r_1^R \quad \text{和}$$

$$E[U_2(\zeta_1)] = \int_{\bar{\mu}_1^R}^{\bar{\bar{\mu}}_1^R} \left\{ \zeta_1 + \mu_1 - k \left(1 - \frac{k + (1 + k)\zeta_1 - \mu_1 - \sqrt{\Delta}}{2(1 + k)} \right) + \right.$$

$$\left. \frac{1}{2} \left[k - \mu_1 - (1 + k)\zeta_1 + \sqrt{\Delta} \right] \right\} dF(\mu_1) + \int_{\bar{\bar{\mu}}_1^R}^{\infty} \left[\zeta_1 + \mu_1 - \right.$$

$$\left. k + (k - \mu_1) \right] dF(\mu_1) + \int_k^{\infty} \left[\zeta_1 + \mu_1 - k \right] dF(\mu_1)$$

$$= \int_{\bar{\mu}_1^R}^{\bar{\bar{\mu}}_1^R} \left[\zeta_1 + \frac{\mu_1 - (1 + k)\zeta_1 - k + \sqrt{\Delta}}{2(1 + k)} \right] dF(\mu_1) + \int_{\bar{\bar{\mu}}_1^R}^{\infty} \zeta_1 \, dF(\mu_1) + $$

$$\int_k^{\infty} (\mu_1 - k) \, dF(\mu_1)$$

超额效用为：

$$\varphi(\zeta_1) = U_1(\zeta_1) - E[U_2(\zeta_1)]$$

$$= (k + 1) \left\{ \zeta_1 F(\bar{\bar{\mu}}_1^R) - \int_{\bar{\mu}_1^R}^{\bar{\bar{\mu}}_1^R} \left[\zeta_1 + \frac{\mu_1 - (1 + k)\zeta_1 - k + \sqrt{\Delta}}{2(1 + k)} \right] dF(\mu_1) \right\} - $$

$$k + r_1^R - \int_k^{\infty} (\mu_1 - k) \, dF(\mu_1)$$

基于第二节的假设，存在 k 满足 $\dfrac{\partial \varphi(\zeta_1)}{\partial \zeta_1} > 0$。

第三步，根据 r_1^R 的范围讨论消费者第一期的不同接种策略：

$$\zeta_1(r_1^R)=\begin{cases}0, & \varphi(0)\geqslant0\\ \psi, & \varphi(0)<0 \text{ 且 } \varphi(1)>0\\ 1, & \varphi(1)\leqslant0\end{cases}$$

其中，ψ 是以下隐函数的唯一解：

$$(k+1)\left\{\psi F(\overline{\overline{\mu}}_1^R)-\int_{\underline{\mu}_1^R}^{\overline{\overline{\mu}}_1^R}\left[\frac{\mu_1+(1+k)\psi-k+\sqrt{\Delta}}{2(1+k)}\right]dF(\mu_1)\right\}-k+r_1^R-$$

$$\int_k^\infty(\mu_1-k)dF(\mu_1)=0$$

以上公式可以重新写为：

$$(k+1)\left\{\psi F(\overline{\mu}_1^R)-\int_{\underline{\mu}_1^R}^{\overline{\overline{\mu}}_1^R}\left[2\psi+\frac{\mu_1-(1+k)\psi-k+\sqrt{\Delta}}{2(1+k)}\right]dF(\mu_1)\right\}-k+r_1^R-$$

$$\int_k^\infty(\mu_1-k)dF(\mu_1)=0$$

其中，$-\int_{\underline{\mu}_1^R}^{\overline{\overline{\mu}}_1^R}\left[2\psi+\frac{\mu_1-(1+k)\psi-k+\sqrt{\Delta}}{2(1+k)}\right]dF(\mu_1)$ 刻画了预算不足对个体决策的

影响。

证明命题 6.6

由于第二期的需求量取决于财政预算，进而考虑以下两种分类：

情况（1）：当预算充足时，$B>\dfrac{(1+k)\zeta_1^2+r_1^R(1-\zeta_1)^2}{1-\zeta_1}$。此时，疫苗覆盖率及其

导数为：

$$\Gamma_1^R(r_1)=(1-\zeta_1)+E_{\mu_1}[(\zeta_1-\zeta_2)^+]=1-\zeta_1+\int_{\overline{\mu}_1^R(\zeta_1)}^\infty\zeta_1dF(\mu_1)$$

$$\frac{\partial\Gamma_1^R(r_1;r_2^{R*})}{\partial r_1}=-\frac{\partial\zeta_1}{\partial r_1}\{F[\overline{\mu}_1^R(\zeta_1)]-\zeta_1(k+r_1^R+1)f[\overline{\mu}_1^R(\zeta_1)]\}-\zeta_1(1-\zeta_1)f[\overline{\mu}_1^R(\zeta_1)]$$

情况（2）：当预算不足时，$B\leqslant\dfrac{(1+k)\zeta_1^2+r_1^R(1-\zeta_1)^2}{1-\zeta_1}$。此时，疫苗覆盖率为：

$$\Gamma_1^R(r_1) = (1 - \zeta_1) + E_{\mu_1}[(\zeta_1 - \zeta_2)^+]$$

$$= 1 - \zeta_1 + \int_{\underline{\mu}_1^R}^{\overline{\mu}_1^R}\left[\frac{(1+k)\zeta_1 - k + \mu_1 + \sqrt{\Delta}}{2(1+k)}\right]dF(\mu_1) + \int_{\overline{\mu}_1^R}^{+\infty}\zeta_1 dF(\mu_1)$$

上述两种情况中都至少存在唯一值 $r_1 = r_1^{R*}$ 最大化疫苗覆盖率 $\Gamma_1^R(r_1; r_2^{R*})$。

证明命题 6.7

首先，分析第二期个体决策。在式（6-2）中，假设 $r_2 = 0$，那么个体第二期效用为：

$$U_2(\tau_2) = \max\{0, \ v + \mu_1 - k[(1-\tau_1) + (\tau_1 - \tau_2)^+] - p^M\}$$

推导个体效用的范围为：

$$\mu_1 - k - p^M \leq v + \mu_1 - k[(1-\tau_1) + (\tau_1 - \tau_2)^+] - p^M$$

$$\leq \tau_1 + \mu_1 - k(1-\tau_1) - p^M$$

当 $\mu_1 \geq z^M(0) = k + p^M$ 时，有 $U_2(\tau_2) \geq 0$ 和 $\tau_2^* = 0$；当 $\mu_1 \leq z^M(\tau_1) = k(1-\tau_1) + p^M - \tau_1$ 时，有 $U_2(\tau_2) \leq 0$ 和 $\tau_2^* = \tau_1$；当 $z^M(\tau_1) < \mu_1 < z^M(0)$ 时，有 $\tau_2^* = \frac{p^M + k - \mu_1}{1+k}$。

其次，分析第一期个体决策。由于这与命题 6.2 的分析类似，省略相关阐述。因为所有人都推迟决策，所以 $\tau_1^* = 1$ 和 $\mu_1 = \mu_0 = 0$。将上述结论代入第一期决策中：

$$\tau_2^* = \frac{p^M + k}{1+k}, \quad \text{其中 } 0 \leq p^M \leq 1。$$

因此，根据以上分析可以得到命题 6.5 的结论。

证明命题 6.8

首先，将 s^{M*} 代入 $\Gamma^M(s_M)$ 中，可以得到最大化疫苗覆盖率：

$$\Gamma^{M*}(s^{M*}) = \frac{1 - c + \sqrt{(c-1)^2 + 8(1+k)B}}{4(1+k)}$$

其次，计算 $r_1^{p*} = 0$ 下的疫苗覆盖率。由于政府只提供第二期销售补贴，那么所有人都推迟决策，社会化学习行为也无法发生。因此，有 $\theta_1^* = 1$ 和 $\theta_2^* =$

$$\begin{cases} \dfrac{k+p-r_2^p}{1+k}, & z(1)<0 \text{ 或 } z(0)>0 \\ 0, & z(0) \leqslant 0 \end{cases}$$ 。考虑当 $z(1)<0$ 或 $z(0)>0$ 时，$\theta_2^* = \dfrac{k+p-r_2^p}{1+k}$。制造

商的利润为：

$$\pi(p) = (p-c)\rho(p) = (p-c)\left(1 - \frac{k+p-r_2^p}{1+k}\right)$$

对 p 求导可以得到最优疫苗价格：

$$\frac{\partial \pi(p)}{\partial p} = \frac{1+r_2^p+c-2p}{1+k} = 0$$

$$p^* = \frac{1}{2}(1+r_2^p+c)$$

政府目标函数为：

$$\Gamma^p(r_2^p) = \rho(p^*)$$

s. t. $r_2^p \rho(p^*) \leqslant B$

优化结果为：

$$r_2^{p*} = \frac{1}{2}\left[c-1+\sqrt{(c-1)^2+8(1+k)B}\right] \text{ 以及}$$

$$\Gamma^{p*} = \frac{1-c+\sqrt{(c-1)^2+8(1+k)B}}{4(1+k)}$$

第七章　研究结论和政策建议

第一节　研究结论

本书首先从供给和需求方面梳理疫苗市场主要特征，如产出不确定性、疫苗外部性、副作用以及接种犹豫等。其次以不完美疫苗市场中异质化信息以及认知因素为切入口，考虑疫苗市场主要特征及其衍生的参与者行为，构建参与者决策模型和市场均衡分析框架，重点从疫苗短缺和接种犹豫现象剖析疫苗覆盖率不足的诱因机制，最终产生三个博弈模型以及相应的干预机制。

第一，本书立足于供需两端，以产出不确定性及其产生的参考依赖偏好为出发点，构建可定量分析疫苗短缺现象的消费者—制造商—政府三阶段静态博弈模型，揭示参考依赖偏好对市场均衡以及政府干预机制的形成机理。研究发现，参考依赖偏好导致分散化市场均衡决策（即疫苗投入量和价格）无法达到社会最优水平，并且对干预机制产生结构性的影响。在实现社会福利最大化的过程中，参考依赖偏好有助于需求端的单边干预机制减少政府干预、有助于特定的双边干预机制实现预算中性。除了以上积极影响外，这一偏好也产生了消极影响：供给端的单边行为干预机制无法实现社会福利最大化的目标，而一般的双边行为干预机制在实现这一目标的过程中则更加复杂化，特别是在干预程度（为解决疫苗市场的无效率而引起支付水平的变动）和干预结构（从仅单一补贴机制向涵盖补贴、税收以及不干预等综合干预机制的转变）方面。第四章的相关内容正反映这一结论。

第二，本书聚焦于需求端，以疫苗有效性的不同影响因素为起点，考虑多元信息（如矛盾信息与他人决策信息）与单一信息（他人评论）及其引起的差异化认知因素，构建可精准刻画疫苗犹豫现象的两期博弈模型。一方面，基于多元信息和参考点视角，构建消费者—政府两期决策模型，理清传染病风险感知程度和疫苗副作用等相关信息因素对接种行为的传导路径。研究发现，关于疫苗副作用的矛盾信息及其建立的参考点直接影响第一阶段个体决策行为；第一阶段决策信息引起参考点更新，并通过损失规避效应与同群效应之间的相互作用，共同影响第二阶段犹豫人群的心理效用以及决策行为。基于以上传导路径，政府设计辟谣机制消除矛盾信息，掌握信息演化的主动性，提高疫苗覆盖率。第五章的相关内容正反映这一结论。

另一方面，基于单一信息和社会化学习行为，构建消费者—制造商—政府两期决策模型，分析消费者社会化学习行为与政府动态补贴机制之间的相互影响。研究发现，就个体决策而言，两期内疫苗有效性感知差额和销售补贴差额影响第一期全部人群何时接种决策，而社会化学习和疫苗外部性的相互作用决定了剩余个体在第二期的是否接种决策。其中，接种犹豫是消费者通过社会化学习缓解疫苗有效性感知不足的一种策略性行为。就政府补贴机制而言，补贴时间（承诺型或响应型）和预算约束是影响均衡补贴路径和结构的核心因素：承诺型销售补贴始终具有递减趋势以及单一要素结构，而响应型销售补贴则受财政政策的影响呈现出不确定性趋势以及多种要素结构。此外，本书通过比较仅第一期销售补贴、仅第二期销售补贴以及成本补贴发现，前者在提高疫苗覆盖率方面最有效率，而后两者在最优补贴水平和最优覆盖率方面则是等价的。第六章的相关内容正反映这一结论。

第二节　政策建议

抗击新冠肺炎疫情是一场持久战。除了在新冠肺炎疫情暴发初期被迫采取社会隔离等相关措施，以提高疫苗接种率为主的"精准型"医疗防控则是防止疾病蔓延和反弹的治本之策。本书考虑疫苗市场现有现象（供给短缺和接种犹豫）及其引起的疫苗覆盖率不足问题，尝试识别和剖析这一问题的诱因机制，来探索参与者行为与疫苗市场均衡之间的相关性，以期为政府从微观参与者视角设计疫情防控机制提供相关政策建议。第一条建议是基于疫苗生产之前，立足于供需双方，针对不同类型的制造商，提出相应的行为干预机制；后两条建议则是在疫苗供给充足后，聚焦于需求市场，针对疫苗市场中不完美的信息和认知因素，提出相应的管控机制。其中，第二条是多元信息和参考点背景下的信息引导机制，第三条是单一信息和社会化学习行为背景下的动态补贴机制。

第一，充分重视参考依赖偏好的作用，设计含有该偏好和满足不同约束条件的行为干预机制，助推疫苗市场供需两端精准耦合，实现社会福利最大化。①针对具有社会责任感（即满足一定程度的参考依赖程度）的制造商，政府设计需求端的单边干预机制，影响消费者决策即可优化制造商决策，而不需要采取额外的供给端经济干预机制。②针对财政预算中性的制造商，政府设计特定的双边机制或者改善型的单边机制，调整接种群体和制造商（或者未接种群体）之间的补贴和税收。③针对其他类型的制造商，政府设计一般的双边干预机制，协调制造商效用或接种人群消费者剩余。

第二，及时公开新冠肺炎疫情信息，普及科学防控知识，加强辟谣和信息引导力度，全面提高人民群众对多元、复杂信息的甄别能力，减少矛盾信息产生的接种犹豫行为，提高疫苗覆盖率。基于参考点建立和更新的演变逻辑，综合考虑关于疫苗有效性的多元信息因素对决策行为产生的影响，政府应该具体实施以下信息引导措施：①及时发布新冠肺炎疫情信息。以实事求是为准则，本着依法、及时、准确、客观、透明的原则，系统性、全方面、持续地向公众普及相关新冠肺炎疫情信息，确保人民群众了解政府应对疫情防控的方针政策，把"公众的知情权"作为构建政府与公众之间良性信息互动的重要前提。②主动普及科学防控知识。第一时间组织权威学者和科研机构，通过新闻发布会、社交媒体（如微博、公众号）等渠道，以科学为原则连续、重复地加强权威媒体或"意见领袖"的舆论引导，增强公众自身对突发传染病的风险意识，充分认识以社会隔离和接种疫苗为等科学防控措施的重要性、紧迫性、艰巨性、持续性。③做好澄清和辟谣工作。及时抵制和预防网络上的虚假信息以及错误观点（特别是，夸大和扩散疾病传染风险以及疫苗接种风险等），增强辟谣力度，提高新闻舆论的有效性。以上三方面的信息引导措施可以全面提高疫苗接种的认知水平，减少甚至杜绝群体性恐慌以及观点极端化现象，最终直接增加新冠肺炎疫情暴发前期的疫苗接种者数量、间接提高了新冠肺炎疫情暴发后期犹豫群体接种疫苗的心理效用。

第三，充分重视社会化学习行为，正确处理动态补贴机制与疫苗有效性之间的联动效应，缓减疫苗有效性不确定程度及其产生的策略性接种犹豫行为，提高疫苗覆盖率。当多元信息（如谣言等虚假信息）得到有效控制时，疫苗有效性（或质量信息不确定性）将作为接种者最关心的主要因素。在社会化学习行为下，提高疫苗有效性的感知程度是政府设计补贴机制的主要目标。具体而言，①政府充分利用公众的社会化学习行为，设计仅第一期的承诺型销售补贴最大化疫苗覆盖率。这一策略将形成经济激励，增加提前期疫苗接种人群的数量，最大限度地激发公众关于疫苗有效性的社会化学习行为，实现信息良性互动并弥补疫苗质量事前不确定带来的信息不足，最终提高犹豫群体的疫苗有效性感知程度以及接种意愿。②政府设计响应型销售补贴提高疫苗覆盖率时，需充分考虑政府财政预算的影响：当财政预算充足时，政府设计两期销售补贴机制，增强经济干预，弱化关于疫苗质量有效性的社会化学习行为；反之，当财政预算不足时，政府采取仅第一期销售补贴的机制设计，强化关于疫苗有效性的社会化学习行为，减少经济干预。③除了以上销售补贴外，引入供给端的成本补贴也是常用补贴机制，但是政府应该避免设计成本补贴机制。由于这一机制无法激发公众的社会化学习行为，使疫苗有效性信念感知程度不足和疫苗覆盖率提高程度有限。

第三节　未来展望

本书分析框架以及相关模型存在一定的局限性，这也为未来的研究提供了相关思路。

第四章主要研究了政府主导下疫苗市场参与者（消费者和垄断制造商）之间的博弈。首先，本章尚未将医院纳入疫苗市场的参与主体之中。这一假设可以拓展为医院主导下疫苗市场参与者之间（消费者、制造商和政府）的互动，并且比较政府主导和医院主导两种类型下的疫苗市场绩效，得到二者的使用边界和范围。其次，本章假设政府经济干预（如补贴和税收）不影响参考依赖偏好，这种分离假设可以拓展为互补或者替代关系（Bowles and Polania-Reyes，2012；Bowles and Hwang，2008），并研究这种关系对疫苗市场均衡以及干预机制的影响。再次，本章将疫苗生产技术成熟程度、生产成本和产能容量等因素仅归纳于产出不确定性特征，尚未细化研究以上因素对疫苗出最终产量的影响。最后，垄断型制造商拓展为（产量或价格）竞争型制造商，并在接种外部性的情况下研究策略性竞争对疫苗最终产量的影响。这些也都是未来的研究方向。

第五章和第六章分别在多元化和单一信息背景下，从参考点和社会化学习角度研究疫苗犹豫。但是，Dube 等（2015）发现疫苗市场中个体决策相当复杂，其受到情感、社会、感情、政治以及个人经历和认知水平等因素的影响。因此，其他新颖视角和更加贴近现实的数学模型有助于增加对疫苗犹豫现象的深入理解和认识，如完美的社会化学习可能并不适应于存在疫苗谣言的信息社会中，而社会化学习的效果也可能受到选择效应和学习速度的影响（Acemoglu et al.，2019），这些都导致疫苗有效性的信念更新并非总是无偏差的；过度自信（Li，2019）和双曲贴现（Su，2009）等有限理性行为，极易影响个体对疫苗有效性的感知程度，进而导致个体接种决策偏差和疫苗覆盖率不足。

参考文献

［1］Acemoglu D, Makhdoumi A, Malekian A, Ozdaglar A. Learning From Reviews: The Selection Effect and the Speed of Learning ［J］. Econcmetic Society, 2022, 90 （6）: 2857-2899.

［2］Adbi A, Chatterjee C, Drev M, Mishra A. When the Big One Came: A Natural Experiment on Demand Shock and Market Structure in India's Influenza Vaccine Markets ［J］. Production and Operations Management, 2019, 28 （4）: 810-832.

［3］Adida E, Dey D, Mamani H. Operational Issues and Network Effects in Vaccine Markets ［J］. Europen Jourral of Operational Pesearch, 2013, 231 （2）: 414-427.

［4］Ahlskog R. Democracy and Vaccination Uptake-A Complex Friendship 2016 ［EB/OL］. ［2020a-05-07］. http: //urn. kb. se/resolve? urn = urn: nbn: se: uu: diva-311017.

［5］Ahlskog R. Money for Nothing?: Motivation Crowding and Economic Rationality in the Vaccination Decision 2016 ［EB/OL］. ［2020b-05-07］. http: // urn. kb. se/resolve? urn=urn: nbn: se: uu: diva-311019.

［6］Ahlskog R. When is Blood Thicker than Water? Variations of Other-Regard in the Vaccination Decision 2016 ［EB/OL］. ［2010c-05-07］. http: //

urn. kb. se/resolve? urn = urn: nbn: se: uu: diva - 311018. Retrieved: 2020 - 05-07.

[7] Amaldoss W, He C. Reference - Dependent Utility, Product Variety, and Price Competition [J]. Management Science, 2018, 64 (9): 4302-4316.

[8] Arifoğlu K, Deo S, Iravani S M R. Consumption Externality and Yield Uncertainty in the Influenza Vaccine Supply Chain: Interventions in Demand and Supply Sides [J]. Management Science, 2012, 58 (6): 1072-1091.

[9] Arifoğlu K, Tang C S. A Two-Sided Budget-Neutral Incentive Program for Coordinating an Influenza Vaccine Supply Chain with Endogenous Supply and Demand under Uncertainty [J]. Manufacturing & Seruice Operations Mauagernent 2019, 24 (1): 235-255.

[10] Aviv Y, Pazgal A. Pricing of Short Life - cycle Products through Active Learning [J]. Under Revision for Management Science, 2002 (10): 1-32.

[11] Bagwell K, Riordan M H. High and Declining Prices Signal Product Quality [J]. The American Economic Review, 1991 (8): 224-239.

[12] Balakrishnan A, Pangburn M S, Stavrulaki E. "Stack Them High, Let' em Fly": Lot-Sizing Policies When Inventories Stimulate Demand [J]. Management Science, 2004, 50 (5): 630-644.

[13] Banerjee A V. A Simple Model of Herd Behavior [J]. Quarterly Journal of Economics, 1992, 107 (3): 797-817.

[14] Baron O, Hu M, Najafi - Asadolahi S, Qian Q. Newsvendor Selling to Loss-averse Consumers with Stochastic Reference Points [J]. Manufacturing & Service Operations Management, 2015, 17 (4): 456-469.

[15] Basu A, Mazumdar T, Raj S P. Indirect Network Externality Effects on Product Attributes [J]. Marketing Science, 2003, 22 (2): 209-221.

［16］Baucells M, Hwang W. A Model of Mental Accounting and Reference Price Adaptation ［J］. Management Science, 2017, 63 (12): 4201-4218.

［17］Baucells M, Weber M, Welfens F. Reference-Point Formation and Updating ［J］. Management Science, 2011, 57 (3): 506-519.

［18］Becker-Peth M, Thonemann U W. Reference Points in Revenue Sharing Contracts How to Design Optimal Supply Chain Contracts ［J］. European Jourhal of Operational Pesearoh, 2016, 249 (3): 1033-1049.

［19］Benartzi S, Thaler R H. Myopic Loss Aversion and the Equity Premium Puzzle ［J］. Quarterly Journal of Economics, 1995, 110 (1): 73-92.

［20］Benecke O, DeYoung S E. Anti-Vaccine Decision-Making and Measles Resurgence in the United States ［Z］. Glob Pediatr Health, 2019.

［21］Berenguer G, Feng Q, Shanthikumar J G, Xu L. The Effects of Subsidies on Increasing Consumption through for - Profit and Not - for - Profit Newsvendors ［J］. Production and Operations Management, 2017, 26 (6): 1191-1206.

［22］Bergemann D, Välimäki J. Market Diffusion with Two - Sided Learning ［J］. The RAND Journal of Economics, 1997, 28 (4): 773-795.

［23］Betsch C, Böhm R, Chapman G B. Using Behavioral Insights to Increase Vaccination Policy Effectiveness ［J］. Policy Insights from the Behavioral and Brain Sciences, 2015, 2 (1): 61-73.

［24］Bhattacharyya S, Bauch C T. "Wait and see" Vaccinating Behaviour During a Pandemic: A Game Theoretic Analysis ［J］. Vaccine, 2011, 29 (33): 5519-5525.

［25］Bikhchandani S, Hirshleifer D, Welch I. A Theory of Fads, Fashion, Custom, and Cultural Change As Informational Cascades ［J］. Journal of Political Economy, 1992, 100 (5): 992-1026.

［26］ Bodinebaron E, Nowak S, Varadavas R, Sood N. Conforming and Non-conforming Peer Effects in Vaccination Decisions ［Z］. Social Science Electronic Publishing, 2013.

［27］ Bolton G E, Katok E. Learning by Doing in the Newsvendor Problem: A Laboratory Investigation of the Role of Experience and Feedback ［J］. M&Som-Manufacturing & Service Operations Uanagement, 2008, 10 (3): 519-538.

［28］ Bose S, Orosel G, Ottaviani M, Vesterlund L. Monopoly Pricing in the Binary Herding Model ［J］. Economic Theory, 2008, 37 (2): 203-241.

［29］ Bowles S, Hwang S H. Social Preferences and Public Economics: Mechanism Design when Social Preferences Depend on Incentives ［J］. Journal of Public Economics, 2008, 92 (8-9): 1811-1820.

［30］ Bowles S, Polania-Reyes S. Economic Incentives and Social Preferences: Substitutes or Complements? ［J］. Journal of Economic Literature, 2012, 50 (2): 368-425.

［31］ Brito D L, Sheshinski E, Intriligator M D. Externalities and Compulsary Vaccinations ［J］. Journal of Public Economics, 1991, 45 (1): 69-90.

［32］ Camerer C, Babcock L, Loewenstein G, Thaler R. Labor Supply of New York City Cabdrivers: One Day at a Time ［J］. Quarterly Journal of Economics, 1997, 112 (2): 407-441.

［33］ Caro F, Gallien J. Dynamic Assortment with Demand Learning for Seasonal Consumer Goods ［J］. Management Science, 2007, 53 (2): 276-292.

［34］ CDC U S. 2009-10 Influenza Season ［EB/OL］. ［2020a-05-07］. https://www.cdc.gov/flu/fluvaxview/prams-flu-vaccination.htm.

［35］ CDC U S. Increase in Measles Cases—United States ［EB/OL］. ［2019a-04-26］. https://www.cdc.gov/mmwr/volumes/68/wr/mm6817e1.htm? s_cid =

mm 6817e1_e.

[36] CDC U S. U. S. Public Health Response to the Measles Outbreak [EB/OL]. [2019b-07-28]. https：//www. cdc. gov/washington/testimony/2019/t2019 0227. htm.

[37] CDC U S. Vaccine for Measles [EB/OL]. [2019c-07-28]. https：// www. cdc. gov/measles/vaccination. html.

[38] CDC U S. Who Should NOT Get Vaccinated with these Vaccines? [EB/OL]. [2020b – 04 – 20]. https：//www. cdc. gov/vaccines/vpd/should – not – vacc. html.

[39] Chamley C P. Rational Herds：Economic Models of Social Learning [M]. Cambridge：Cambridge University Press，2004.

[40] Chemama J，Cohen M C，Lobel R，Perakis G. Consumer Subsidies with a Strategic Supplier：Commitment vs. Flexibility [J]. Management Science，2019，65 (2)：681-713.

[41] Chen L，Papanastasiou Y. Seeding the Herd：Pricing and Welfare Effects of Social Learning Manipulation [J]. Management Scienee：Jurnal of the Insistnte Management Sciences，2021，67 (11)：6734-6750.

[42] Chen X，Hu P，Hu Z. Efficient Algorithms for the Dynamic Pricing Problem with Reference Price Effect [J]. Management Science，2017，63 (12)：4389-4408.

[43] Chen X，Hu P，Shum S，Zhang Y H. Dynamic Stochastic Inventory Management with Reference Price Effects [J]. Operations Research，2016，64 (6)：1529-1536.

[44] Chick S E，Hasija S，Nasiry J. Information Elicitation and Influenza Vaccine Production [J]. Operations Research，2017，65 (1)：75-96.

［45］ Chick S E, Mamani H, Simchi-Levi D. Supply Chain Coordination and In-fluenza Vaccination ［J］. Operations Research, 2008, 56 (6): 1493-1506.

［46］ Cho S H, Tang C S. Advance Selling in a Supply Chain Under Uncertain Supply and Demand ［J］. M&Som-Manufacturing & Serice Operations Management, 2013, 15 (2): 305-319.

［47］ Cho S H. The Optimal Composition of Influenza Vaccines Subject to Random Production Yields ［J］. M&Som-Manufacturing & Serice Operations Management, 2010, 12 (2): 256-277.

［48］ Cohen M C, Harsha P. Designing Price Incentives in a Network with Social Interactions ［J］. Manufacturing & Serice Operations Management, 2020, 22 (2): 292-309.

［49］ Cui R, Zhang D J, Bassamboo A. Learning from Inventory Availability In-formation: Evidence from Field Experiments on Amazon ［J］. Management Science, 2019, 65 (3): 1216-1235.

［50］ Cui T H, Raju J S, Zhang Z J. Fairness and Channel Coordination ［J］. Management Science, 2007, 53 (8): 1303-1314.

［51］ Dai T L, Cho S H, Zhang F Q. Contracting for On-Time Delivery in the US Influenza Vaccine Supply Chain ［J］. M&Som-Manufacturing & Serice Operations Management, 2016, 18 (3): 332-346.

［52］ Debo L, Ryzin G J V. Creating Sales with Stock-outs ［D］. Chicago: University of Chicago, 2009.

［53］ Deng X X, Xie J X, Xiong H C. Manufacturer-retailer Contracting with Asymmetric Information on Retailer's Degree of Loss Aversion ［J］. International Journal of Production Economics, 2013, 142 (2): 372-380.

［54］ Deo S, Corbett C J. Cournot Competition Under Yield Uncertainty: The

Case of the US Influenza Vaccine Market ［J］. M&Som-Manufacturing & Serice Operations Management, 2009, 11 (4): 563-576.

［55］ Dube E, Gagnon D, MacDonald N E, Hesitancy S W Go V. Strategies Intended to Address Vaccine Hesitancy: Review of Published Reviews ［J］. Vaccine, 2015, 33 (34): 4191-4203.

［56］ Dube E, Laberge C, Guay M, Bramadat P, Roy R, Bettinger J. Vaccine Hesitancy an Overview ［J］. Hum Vacc Immunother, 2013, 9 (8): 1763-1773.

［57］ Duijzer L E, van Jaarsveld W, Dekker R. Literature Review: The Vaccine Supply Chain ［J］. European Journal of Operational Research, 2018, 268 (1): 174-192.

［58］ Dupas P. Short - Run Subsidies and Long - Run Adoption of New Health Products: Evidence from a Field Experiment ［J］. Econometrica, 2014, 82 (1): 197-228.

［59］ Economist T. Run, Don't Walk ［EB/OL］. ［2020-05-03］. https: // gbr. businessreview. global/articles/view/5e3ceb4e16f4701b0a324a28/en_GB/zh_CN.

［60］ Feldman P, Papanastasiou Y, Segev E. Social Learning and the Design of New Experience Goods ［J］. Management Science, 2019, 65 (5): 1502-1519.

［61］ Funk S, Salathe M, Jansen V A. Modelling the Influence of Human Behaviour on the Spread of Infectious Diseases: A Review ［J］. Journal of the Royal Society Interface, 2010, 50 (7): 1247-1256.

［62］ Genesove D, Mayer C. Loss Aversion and Seller Behavior: Evidence from the Housing Market ［J］. Quarterly Journal of Economics, 2001, 116 (4): 1233-1260.

［63］ Georgieva K. Confronting the Crisis: Priorities for the Global Economy ［EB/OL］. ［2020 - 04 - 09］. https: //www. imf. org/en/News/Articles/2020/04/

07/sp040920-SMs2020-Curtain-Raiser.

[64] Grubb M D. Selling to Overconfident Consumers [J]. American Economic Review, 2009, 99 (5): 1770-1807.

[65] GSK. Responsible Business Supplement 2016 2017 [EB/OL]. [2019-07-01]. https://www.gsk.com/media/3610/responsible-business-supplement-2016.pdf.

[66] Hardie B G S, Johnson E J, Fader P S. Modeling Loss Aversion and Reference Dependence Effects on Brand Choice [J]. Marketing Science, 1993, 12 (4): 378-394.

[67] Heidhues P, Koszegi B. Competition and Price Variation when Consumers Are Loss Averse [J]. American Economic Review, 2008, 98 (4): 1245-1268.

[68] Ho T H, Lim N, Cui T H. Reference Dependence in Multilocation Newsvendor Models: A Structural Analysis [J]. Management Science, 2010, 56 (11): 1891-1910.

[69] Ho T H, Su X M, Wu Y Z. Distributional and Peer-Induced Fairness in Supply Chain Contract Design [J]. Production and Operations Management, 2014, 23 (2): 161-175.

[70] Hu M, Milner J, Wu J H. Liking and Following and the Newsvendor: Operations and Marketing Policies Under Social Influence [J]. Management Science, 2016, 62 (3): 867-879.

[71] Hu M. Social Operations Management 2020 [EB/OL]. [2020-05-07]. http://individual.utoronto.ca/minghu.

[72] Huang Y F, Gokpinar B, Tang C S, Yoo O S. Selling Innovative Products in the Presence of Externalities [J]. Production and Operations Management, 2018, 27 (7): 1236-1250.

[73] Jiang B J, Narasimhan C, Turut O. Anticipated Regret and Product Innova-

tion [J] . Management Scienee Series A-Theory, 2017, 63 (12): 4308-4323.

[74] Jing B. Exogenous Learning, Seller-induced Learning, and Marketing of Durable Goods [J] . Management Science Series A - Theory, 2011a, 57 (10): 1788-1801.

[75] Jing B. Social Learning and Dynamic Pricing of Durable Goods [J] . Marketing Science, 2011b, 30 (5): 851-865.

[76] Jit M, Mibei W. Discounting in the Evaluation of the Cost-effectiveness of a Vaccination Programme: A Critical Review [J] . Vaccine, 2015, 33 (32): 3788-3794.

[77] Kahneman D, Knetsch J L, Thaler R H. Experimental Tests of the Endowment Effect and the Coase Theorem [J] . Journal of Political Economy, 1990, 98 (6): 1325-1348.

[78] Kahneman D, Tversky A. Prospect Theory: An Analysis of Decision Under Risk [J] . Econometrica, 1979, 47 (2): 263-291.

[79] Kandhway K, Kuri J. Optimal Control of Information Epidemics Modeled as Maki Thompson Rumors [J] . Commun Nonlinear Science, 2014, 19 (12): 4135-4147.

[80] Katok E, Olsen T, Pavlov V. Wholesale Pricing under Mild and Privately Known Concerns for Fairness [J] . Production and Operations Management, 2014, 23 (2): 285-302.

[81] Kornish L J, Keeney R L. Repeated Commit-or-defer Decisions with a Deadline: The Influenza Vaccine Composition [J] . Operations Research, 2008, 56 (3): 527-541.

[82] Koszegi B, Rabin M. A Model of Reference - Dependent Preferences [J] . Quarterly Journal of Economics, 2006, 121 (4): 1133-1165.

[83] Koszegi B, Rabin M. Reference-dependent Consumption Plans [J]. American Economic Review, 2009, 99 (3): 909-936.

[84] Kremer M, Minner S, Van Wassenhove L N. Do Random Errors Explain Newsvendor Behavior? [J]. Manufacturing & Service Operations Management, 2010, 12 (4): 673-681.

[85] Larson H J, Cooper L Z, Eskola J, Katz S L, Ratzan S. Addressing the Vaccine Confidence Gap [J]. Lancet, 2011 (378): 526-535.

[86] Li M, Petruzzi N C, Zhang J. Overconfident Competing Newsvendors [J]. Management Science, 2017, 63 (8): 2637-2646.

[87] Li M. Overconfident Distribution Channels [J]. Production and Operations Management, 2019, 28 (6): 1347-1365.

[88] Lobel I, Sadler E, Varshney L R. Customer Referral Incentives and Social Media [J]. Management Science, 2017, 63 (10): 3514-3529.

[89] Lobel R, Perakis G. Consumer Choice Model For Forecasting Demand and Designing Incentives for Solar Technology [Z]. SSRN Electrontic Journal, 2011.

[90] Loch C H, WU Y. Behavioral Operations Management [J]. Foundation and trends 2007, 3 (1): 121-232.

[91] Long X, Nasiry J. Prospect Theory Explains Newsvendor Behavior: The Role of Reference Points [J]. Management Science, 2015, 61 (12): 3009-3012.

[92] Ma G, Lim M K, Mak H-Y, Wan Z. Promoting Clean Technology Adoption: To Subsidize Products or Service Infrastructure? [J]. Service Science, 2019, 11 (2): 75-95.

[93] MacDonald N E. Vaccine Hesitancy: Definition, Scope and Determinants [J]. Vaccine, 2015, 33 (34): 4161-4164.

[94] Mamani H, Adida E, Dey D. Vaccine Market Coordination Using Subsidy

[J] . IISE Transactions on Healthcare Systems Engineering, 2012, 2 (1): 78-96.

[95] Mamani H, Chick S E, Simchi-Levi D. A Game-Theoretic Model of International Influenza Vaccination Coordination [J] . Management Science, 2013, 59 (7): 1650-1670.

[96] Manfredi P, Della Posta P, d' Onofrio A, Salinelli E, Centrone F, Meo C, Poletti P. Optimal Vaccination Choice, Vaccination Games, and Rational Exemption: An appraisal [J] . Vaccine, 2009, 28 (1): 98-109.

[97] Meltzer M I, Cox N J, Fukuda K. The Economic Impact of Pandemic Influenza in the United States: Priorities for Intervention [J] . Emerg Infect Dis, 1999, 5 (5): 659-671.

[98] Moran M B, Lucas M, Everhart K, Morgan A, Prickett E. What Makes anti-vaccine Websites Persuasive? A Content Analysis of Techniques Used By Anti-vaccine Websites to Engender Anti-vaccine Sentiment [J] . Journal of Communication in Healthcare, 2016, 9 (3): 151-163.

[99] Nagarajan M, Shechter S. Prospect Theory and the Newsvendor Problem [J] . Management Science, 2014, 60 (4): 1057-1062.

[100] Narasimhan C, Turutö. Differentiate or Imitate? The Role of Context-dependent Preferences [J] . Marketing Science, 2013, 32 (3): 393-410.

[101] Nasiry J, Popescu I. Dynamic Pricing with Loss-Averse Consumers and Peak-End Anchoring [J] . Operations Research, 2011, 59 (6): 1361-1368.

[102] Nations T U. COVID-19: Impact could See 195 Million Job Losses, Says ILO chief [EB/OL] . [2020a-04-09] . https: //news. un. org/en/story/2020/04/1061322.

[103] Nations T U. UN Backs Global Action to End Violence Against Women and Girls Amid COVID-19 Crisis [EB/OL] . [2020b-04-06] . https: //news. un. org/en/story/2020/04/1061132.

［104］Orhun A Y. Optimal Product Line Design When Consumers Exhibit Choice Set-Dependent Preferences ［J］. Marketing Science, 2009, 28 (5)：868-886.

［105］Ozaltin O Y, Prokopyev O A, Schaefer A J, Roberts M S. Optimizing the Societal Benefits of the Annual Influenza Vaccine：A Stochastic Programming Approach ［J］. Operations Research, 2011, 59 (5)：1131-1143.

［106］Ozaltin O Y, Prokopyev O A, Schaefer A J. Optimal Design of the Seasonal Influenza Vaccine with Manufacturing Autonomy ［J］. Informs J Comput, 2018, 30 (2)：371-387.

［107］Papanastasiou Y, Bimpikis K, Savva N. Crowdsourcing Exploration ［J］. Management Science, 2017, 64 (4)：1727-1746.

［108］Papanastasiou Y, Savva N. Dynamic Pricing in the Presence of Social Learning and Strategic Consumers ［J］. Management Science, 2017, 63 (4)：919-939.

［109］Patel P R, Berenson A B. Sources of HPV Vaccine Hesitancy in Parents ［J］. Hum Vaccin Immunother, 2013, 9 (12)：2649-2653.

［110］Petruzzi N C, Dada M. Dynamic Pricing and Inventory Control with Learning ［J］. Naval Research Logistics, 2002, 49 (3)：303-325.

［111］Petruzzi N C, Dada M. Pricing and the Newsvendor Problem：A Review with Extensions ［J］. Operations Research, 1999, 47 (2)：183-194.

［112］Putler D S. Incorporating Reference Price Effects into a Theory of Consumer Choice ［J］. Marketing Science, 1992, 11 (3)：287-309.

［113］Ramachandran K, Tereyagoglu N, Xia Y S. Multidimensional Decision Making in Operations：An Experimental Investigation of Joint Pricing and Quantity Decisions ［J］. Management Science, 2018, 64 (12)：5544-5558.

［114］Roels G, Su X M. Optimal Design of Social Comparison Effects：Setting

Reference Groups and Reference Points [J] . Management Science, 2014, 60 (3):
606-627.

[115] Ronnerstrand B. Contextual Generalized Trust and Immunization Against the
2009 A (H1N1) Pandemic in the American States: A Multilevel Approach
[J] . SSM Popul Health, 2016 (2): 632-639.

[116] Salmon D A, Dudley M Z, Glanz J M, Omer S B. Vaccine Hesitancy:
Causes, Consequences, and a Call to Action [J] . Vaccine, 2015 (33): 66-71.

[117] Scherer F M. An Industrial Organization Perspective on the Influenza Vac-
cine Shortage [J] . Managerial & Decision Economics, 2010, 28 (4-5): 393-405.

[118] Schweitzer M E, Cachon G P. Decision Bias in the Newsvendor Problem
with a Known Demand Distribution: Experimental Evidence [J] . Management Sci-
ence, 2000, 46 (3): 404-420.

[119] Serpa J C, Krishnan H. Policy Incentives for Dangerous (But Necessary)
Operations [J] . Production and Operations Management, 2016, 25 (10):
1778-1798.

[120] Shefrin H, Statman M. The Disposition to Sell Winners Too Early and Ride
Losers Too Long: Theory and Evidence [J] . The Journal of Finance, 1985, 40
(3): 777-790.

[121] Shi Y, Cui X Y, Yao J, Li D. Dynamic Trading with Reference Point
Adaptation and Loss Aversion [J] . Operations Research, 2015, 63 (4): 789-806.

[122] Su X. A Model of Consumer Inertia with Applications to Dynamic Pricing
[J] . Production and Operations Management, 2009, 18 (4): 365-380.

[123] Taylor T A, Xiao W Q. Subsidizing the Distribution Channel: Donor Fun-
ding to Improve the Availability of Malaria Drugs [J] . Management Science, 2014,
60 (10): 2461-2477.

［124］Tereyağoğlu N, Veeraraghavan S. Selling to Conspicuous Consumers: Pricing, Production, and Sourcing Decisions ［J］. Management Science, 2012, 58 (12): 2168-2189.

［125］Tereyağoğlu N, Fader P S, Veeraraghavan S. Multiattribute Loss Aversion and Reference Dependence: Evidence from the Performing Arts Industry ［J］. Management Science, 2018, 64 (1): 421-436.

［126］Veeraraghavan S K, Debo L G. Herding in Queues with Waiting Costs: Rationality and Regret ［J］. M&Som–Manufacturing & Service Operotions Management, 2011, 13 (3): 329-346.

［127］Veeraraghavan S, Debo L. Joining Longer Queues: Information Externalities in Queue Choice ［J］. M&Som–Manufacturing & Serive Operations Management, 2009, 11 (4): 543-562.

［128］Wang C X, Webster S. Channel Coordination for a Supply Chain with a Risk-Neutral Manufacturer and a Loss-Averse Retailer ［J］. Decision Sciences, 2007, 38 (3): 361-389.

［129］Wang C X. The Loss-averse Newsvendor Game ［J］. International Journal of Production Economics, 2010, 124 (2): 448-452.

［130］Wang Y, Goes P, Wei Z Y, Zeng D. Production of Online Word-of-Mouth: Peer Effects and the Moderation of User Characteristics ［J］. Production and Operations Management, 2019, 28 (7): 1621-1640.

［131］WHO. 2018 Assessment report of the global vaccine action ［EB/OL］. ［2019a-07-28］. http: //www. who. int/immunization/global_ vaccine_ action_ plan/ sage_ assessment_ reports/en/.

［132］WHO. Global vaccine action plan 2011-2020 ［EB/OL］. ［2019b-07-28］. https: //www. who. int/immunization/global_ vaccine_ action_ plan/en/.

［133］WHO. President BoniYayi Urges African Leaders to Strengthen Health Systems to Contain Epidemics ［EB/OL］. ［2019c－11－03］. http：//www. afro. who. int/news/president－boni－yayi－urges－african－leaders－strengthen－health－systems－contain－epidemics.

［134］Xu F, Guo X, Xiao G, Zhang F. Crowdfunding or Bank Financing：Effects of Market Uncertainty and Word－of－mouth Communication 2018 ［EB/OL］. ［2020－05－07］. https：//dx. doi. org/10. 2139/ssrn. 3209835. Retrieved：2020－05－07.

［135］Xu F, Zhang F. Crowdfunding Under Social Learning and Network Externalities ［Z］. SSRN Electronic Journal, 2018.

［136］Yamin D, Gavious A. Incentives' Effect in Influenza Vaccination Policy ［J］. Management Science, 2013, 59 (12)：2667－2686.

［137］Yan X, Zaric G S. Influenza Vaccine Supply Chain with Vaccination Promotion Effort and its Coordination ［J］. IISE Transactions on Healthcare Systems Engineering, 2017, 7 (1)：53－72.

［138］Yang L, Guo P F, Wang Y L. Service Pricing with Loss－Averse Customers ［J］. Operations Research, 2018, 66 (3)：761－777.

［139］Yano C A, Lee H L. Lot Sizing with Random Yields：A Review ［J］. Operations Research, 1995, 43 (2)：311－334.

［140］Yu J J, Tang C S, Shen Z－J M. Improving Consumer Welfare and Manufacturer Profit via Government Subsidy Programs：Subsidizing Consumers or Manufacturers? ［J］ Manufacturing & Service Operations Management, 2018, 20 (4)：752－766.

［141］Yu M, Debo L, Kapuscinski R. Strategic Waiting for Consumer－Generated Quality Information：Dynamic Pricing of New Experience Goods ［J］. Management Science, 2015, 62 (2)：410－435.

［142］Zhang Y，Donohue K，Cui T H. Contract Preferences and Performance for the Loss-averse Supplier：Buyback vs. Revenue Sharing［J］. Management Science，2015，62（6）：1734-1754.

［143］Zhou J D. Reference Dependence and Market Competition［J］. Journal of Economics & Management Strategy，2011，20（4）：1073-1097.

［144］［美］丹尼尔·卡尼曼. 思考，快与慢［M］. 胡晓姣，李爱民，何梦莹，译. 北京：中信出版社，2012.

［145］［美］马修·杰克逊. 人类网络［M］. 余江，译. 北京：中信出版社，2019.

［146］卞亦文，闫欣，杨列勋. 社会学习视角下运营管理决策研究［J］. 管理科学学报，2019，22（5）：18-30.

［147］贺涛. 多地现流感疫苗接种难因长春生物等3家大户生产为零［EB/OL］.［2018-10-30］. http：//finance. sina. com. cn/chanjing/cyxw/2018-10-30/doc-ihnfikvc4407602. shtml.

［148］曹二保，余曼，毕功兵. 社会化运作管理：一个正在兴起的研究领域［J］. 管理科学学报，2018，21（11）：112-126.

［149］陈伟，高志刚，李永成，等. 山东2016年非法经营疫苗案件对天津市儿童家长预防接种态度及行为影响调查［J］. 中国公共卫生，2016，32（7）：881-884.

［150］池丽旭，庄新田. 投资者的非理性行为偏差与止损策略——处置效应、参考价格角度的实证研究［J］. 管理科学学报，2011，14（10）：54-66.

［151］杜黎，苏海莉，钱丽新. 众筹环境下用户参与行为影响因素研究［J］. 中国管理科学，2016，24（S1）：360-366.

［152］樊纲. 灾难经济学续篇："或然性信息"与"无悔行动"［EB/OL］.［2020-04-30］. https：//mp. weixin. qq. com/s/wZ8bl77YOaA8xFCmJ-FcmQ.

［153］冯娇，姚忠．基于社会学习理论的在线评论信息对购买决策的影响研究［J］．中国管理科学，2016，24（9）：106-114．

［154］顾乃康，赵坤霞．实时的社会信息与互联网产品众筹的动态性——基于大数据的采集与挖掘研究［J］．金融研究，2019（1）：168-187．

［155］光明网．"疫苗之王"，安全之殇，责任之重，人心之痛［EB/OL］．［2018-07-22］．http：//guancha.gmw.cn/2018-07/22/content_30012210.htm？from=1087193010&wm=3333_20 01&weiboauthoruid=2299085584．

［156］何大安．理性选择向非理性选择转化的行为分析［J］．经济研究，2005（8）：73-83．

［157］贺京同，那艺，董洁．个体行为动机与行为经济学［J］．经济社会体制比较，2007（3）：12-18．

［158］黄凯南，程臻宇．认知理性与个体主义方法论的发展［J］．经济研究，2008（7）：142-155+160．

［159］李可．流感下的北京中年［EB/OL］．［2018-02-13］．http：//www.mnw.cn/news/shehui/1942407.html．

［160］李兰娟，任红．传染病学［M］．北京：人民卫生出版社，2013．

［161］李永立，刘超，樊宁远，樊治平．众筹平台上网络外部性的价值度量模型［J］．管理科学学报，2020，23（6）：44-58．

［162］廖成林，蔡春江，李忆．电子商务中在线评论有用性影响因素实证研究［J］．软科学，2013，27（5）：46-50．

［163］人民网．为人民群众提供全方位全周期健康服务，健康中国，新时代新起步［EB/OL］．［2017-10-23］．http：//cpc.people.com.cn/19th/n1/2017/1023/c414305-29602172.html．

［164］任泽平，李建国，范城恺．全球历次大瘟疫：起源、影响、应对及启示［EB/OL］．［2020-03-11］．http：//finance.sina.com.cn/review/jcgc/2020-

03-11/doc-iimxyqvz9548351. shtml.

［165］王安宁，张强，彭张林，倪鑫．基于在线评论的区域需求偏好识别方法［J］．中国管理科学，2019，27（7）：167-176.

［166］王长双，王燕，史鲁斌，等．"山东疫苗事件"对河南省2县儿童家长预防接种态度及行为的影响［J］．中国健康教育，2017，33（3）：255-257+278.

［167］王春霞．全国人大常委会组成人员建议完善疫苗管理法预防接种异常反应病例补偿标准应统一［EB/OL］．［2019-04-25］．http：//health. people. com. cn/n1/2019/0425/c14739-31048689. html.

［168］王军志．疫苗的质量控制与评价［M］．北京：人民卫生出版社，2013.

［169］王志伟．关于宏观经济学的微观基础问题［J］．当代财经，2009（1）：20-25.

［170］吴艳鹏．抗击新冠肺炎疫情的中国实践［EB/OL］．［2020-04-21］．http：//cn. chinadaily. com. cn/a/202004/21/WS5e9e45afa310c00b73c786ed. html.

［171］新华社．国务院成立山东济南非法经营疫苗系列案件工作督查组［EB/OL］．［2016-03-28］．http：//news. cnr. cn/native/gd/20160328/t20160328_521731870. shtml.

［172］颜一．亚里士多德选集·政治学卷［M］．北京：中国人民大学出版社，1999.

［173］杨慧，宋华明，周晶．收益管理环境下乘客有限理性购票行为研究［J］．管理科学学报，2014，17（6）：20-27.

［174］杨其静，刘小鲁，李三希．强化微观经济理论研究，夯实中国经济学大厦基石——首届中国微观经济理论论坛综述［J］．经济研究，2020，55（3）：

203-208.

［175］袁越．"群体免疫"之前世今生［EB/OL］．［2020-03-14］．http：//finance. sina. com. cn/wm/2020-03-14/doc-iimxxstf9036528. shtml.

［176］岳中刚，周勤，杨小军．众筹融资、信息甄别与市场效率——基于人人贷的实证研究［J］．经济学动态，2016（1）：54-62.

［177］张宏军．西方外部性理论研究述评［J］．经济问题，2007（2）：14-16.